C h i n e s e C r e a t i o n

食物重健

上上醫的叮嚀 1

張燕 著

Chinese Creation
華品文創出版股份有限公司
Chinese Creation Publishing Co.,Ltd.

出版序

第一次見到張醫師是在二〇一五年六月十六日，那天看到她在做衛教，非常專業。我被她的好皮膚，震驚了。因為聽說她六十歲了，怎麼看起來像三十八歲。我心裏就升起了種種的好奇。到底是什麼樣的食物，吃下去，能有這樣好的膚質，白裏透紅，吹彈可破。第一次見面的雅緣，讓我們彼此留下了良好的深刻印象。

後來的幾次，都是為了編輯這本新書，而進行的諸多採訪，發現張醫師很博學，她是雙魚座，心思細膩，又是我少見的雙魚行動派，辦事非常有效率，我因此看到她的專業、認真與專注，以及她對自己這份專業的執著，讓我非常尊敬與景仰。多次看到她對患者的愛心、體貼與安慰，那是我們在其他醫生身上少見的。她可以花半個小時，看一個病人，幫患者把過脈之後，瞭解了患者的內外境況，是否去醫院做過檢查？是否檢查報告有進展？是否完全按照食物單來吃？是否開始全然素食？一一瞭解後，她會根據脈象，給患者新的食物單，繼續改善，三個月後，一定會煥然一新。我自己臉上的息肉，也是依照張醫師的食物單食用，就愈來愈少了，在可望的未來數月裏，會慢慢的恢復原本姣好的面貌。

會決定出版這本書，也是有諸多的緣份，當我看到我們周遭一些親朋好友，不幸，罹患了各種癌症，我們都不解，為什麼特別是這幾年，癌症患者的數量爆增，親人撒手離去，我們卻莫可奈何。通過醫院的建議，做了化療，做了標靶治療，人卻一下就毀了，整個人可以從原來胖嘟嘟的圓潤，突然變成皮包骨。什麼東西都無法下嚥，幾近垂死邊緣，對生存失去意志，對親友的安慰覺得多餘，生活失序，什麼都不能做，最後慢慢消沉，慢慢走入人生的終點，跟我們道別。再多的眼淚，都喚不回寶貴的生命。

當我們都束手無策時，面對大環境這麼多食安的問題，每個人可能多多少少身體都有些病痛、都有些問題，只是大小的不同。通過陳香樺師姊的介紹，認識了張醫師，她的誠懇及專業，讓我們信服。二〇一五年八月九日，我們有幸前往台南，聆聽張醫師的演講，又是一次震撼，現場擠進了一千三百五十位聽眾，可以說爆滿，可見張醫師的人氣指數超高。我驚訝的不是人潮的眾多，而是有多少人渴望從張醫師的演講中，獲得更多健康的訊息，及飲食的寶典。

果然，張醫師不負眾望，演講的內容精彩無比，發問踴躍，聽眾欲罷不能，央求未來能再續辦，於是我決定將演講精彩的內容，完整的收錄於本書中，讓這些還沒聽過張醫師演講的人，能夠如臨現場，一樣獲得至寶。其實，正確的觀念，提點一二，大家就可以曉悟了。那天演講湧入了這麼多人，是讓人感動的，因為那天還是颱風天，大家卻都風雨無阻。我們幾位朋友也是一大早搭第一班高鐵南下參加，這樣的健康盛宴，參加者都是有福的。

我們很幸運，可以出版這本書，也希望未來多出版張醫師的書，將她畢生所學，不管是在英國牛津大學的醫學院，或在澳洲雪梨大學的醫學院，或是傳自於父親的祖傳醫術與醫德，我們相信有這位仁德的醫師在人間，在我們的左右，我們都是有福的，她的故事及衛教點滴，我們分述於本書中，希望你也一樣受惠，永保安康！

目錄

第一章・飲食觀念革新

第二章・吃對食物——什麼該吃？什麼不該吃

第三章・食物重健、身體重整的見證分享

導言

由於目前我們吃的食物已經出現很大的問題，大部分都已經不健康了，所以我希望大家一起共同來努力讓食物再次恢復健康，重新重視我們食物所得的來源，一定要天然、乾淨、健康，讓大家吃得安心且沒有問題。

「病從口入，禍從口出。」出自宋朝編撰的《太平御覽》，意思是疾病是由於飲食不慎而引起的，災禍是因為語言不當招來的。古人將其作為處世的格言。

「醫食同源，藥食同根。」唐代名醫孫思邈在其大著《備急千金要方》「食治篇」中特別強調：「若能用食平凡痾，釋情遣疾者，可謂良工長年餌老之奇法，極養生之術也。夫為醫道者，當洞曉病源，知其所犯，以食治之。食治不癒，然後命藥。」

食物戰勝疾病

未來疾病的解藥，不是全靠藥物，而是靠植物營養素。唐代名醫孫思邈不是說教，而是告訴我們健康的真相。因此，為何給我衛教過的患者吃的食物最少都要吃三個月，以三個月的時間來調整。因為：

器官組織	更新時間
胃細胞	七天一次
皮膚細胞	二十八天一次
肝臟內細胞	一八〇天一次
紅血球細胞	一二〇天一次

在「一年」左右的時間，身體九十八％的細胞都會被重新更新一遍。只要營養充足，受損的器官通過細胞的不斷「新陳代謝」和「自我修復」，經過一段時間，受損的組織和器官就會被「良性轉換」。讓我們一起來支持自己的細胞，完成這種「良性轉換」。

西方醫聖希波克拉底（Hippocrates），亦告誡世人：「你的食物，就是你最好的藥物。」可見東西智者先知，所見相同。

葷食為何不能吃？為何癌症比較多？

吃葷食者治療比較慢，吃素食者治療比較快。吃葷食者，血管壁比較厚，吃素食者，血管壁比較薄。素菜消化後進入血管，較容易通暢。牛肉、豬肉、羊肉含有抗生素、受體素（Salbutamol）又名瘦肉精，使交感神經興奮，傳導腎上腺素使肉花均勻，是一種致癌物。雞、鴨、鵝含有抗生素，是破壞肝臟、腎臟的最大因子。魚、蝦、貝殼類的養殖，含抗生素最多，深海的重金屬加輻射更可怕，所以致癌率不斷增加。

抗生素無所不在，來自環境、肉類、水產、與「含抗生素食品」，再經由食物鏈回到人體身上。有可能是飲食起居間「被動」的攝入，因為濫用抗生素的，不是只在醫療領域。許多食品和環境中也含有抗生素，尤其是牛肉、羊肉、雞肉、鴨肉等肉類，往往殘留不同種類的抗生素。

業者為了使動物、水產比較不易生病，選擇這類價格相對便宜的抗生素藥物，在動物飼料、水中廣泛應用，導致抗生素殘留，再透過食物鏈被人類吃進肚子，透過動物糞便和尿液排出體外，二度對土壤、水體造成「抗生素汙染」。

養殖業抗生素「金黴素」，就普遍被添加在雞隻飼料中，可抑制飼料中的微生物生長，控制肉雞盲腸中大腸桿菌的數量，大幅提高肉雞生長的速度，讓雞隻更快「上桌」。金黴素還能防止豬隻腹瀉，提高母豬的繁殖能力。

萊克多巴胺（Ractopamine），是乙型受體素（β-agonist）藥物的一種，在國外一般做為飼料添加物，可以促進蛋白質合成，會讓豬隻多長精肉（瘦肉）、少長脂肪，故俗稱瘦肉精。除萊克多巴胺（培林）外，Salbutamol（沙丁胺醇）、Terbutaline、Clenbuterol等三種受體素也俗稱瘦肉精。主要用以改進飼料效率、增加體重或增加瘦肉量，將瘦肉精拌入飼料中，能使豬肉快速生長較多的瘦肉，養成的豬隻，體形健美，利潤比較高。但是人若食用過高的量，會引起噁心、肌肉顫抖、心悸、血壓上升及心律不整等副作用。

素食是健康的，為什麼會吃錯？為什麼會吃出問題？

加工素食裏的重金屬、硼砂、色素，都可能是致癌食物。例如：素丸子、素雞、彩色麵疙瘩、年糕、油條、燒餅、鹼粽、湯圓、紅龜粿、果凍、布丁、素香腸、素火腿、百頁豆腐、豆干等都有色素。現在食物都做得很漂亮，愈漂亮的食物愈毒。

貪：大部分的人都喜歡色香味美，特別是自助餐（Buffet），各種各樣的食物，琳瑯滿目，色香味俱全，美食當前，令人難以抵擋，尤其我們國人很喜歡吃到飽，太多的食物吃進體內，會造成身體的負擔。

嗔：吃錯食物，體內會沉積太多的重金屬，身體虛胖容易發脾氣。無論澱粉或素菜，經過高溫烹煮（煎、炸、焗、烤）或大火，都會產生丙烯醯胺（即神經毒），所以煮菜時要以小火或中火來燉、滷、燙、炒。如果今天吃到麵食或炸的食物，脾氣一定會上來。

癡：聽信網路流傳或偏方，未經證實，可能會吃出一身病痛來。有一位師兄來看我說：他天天喝蜂蜜檸檬水，結果雙腳都不能走路，且雙手會顫抖。有一位師姊來看我又說：他用優格加亞麻仁油調整體質後，體重一直胖上來，瘦不下去。經絡不好的人或肩膀酸痛的人，檸檬水不要喝。檸檬水雖然對心臟好，但是喝過量，會把所有的關節一起軟化掉，當然就走不動了。

慢：「我執」，導致對食物產生錯誤的認知。為何吃這個就會好，吃那個就不行？大部分的人都喜歡吃自己愛吃的食物，可是往往喜歡吃的食物吃多了，不喜歡吃的食物始終不吃，會造成食物吸收不均衡，久而久之就出問題了。

疑：多少人不相信飯、菜、水果等日常所吃的食物可以治病。經過我的衛教後，慢慢會知道，也感受到食物的功效及對身體的幫助。通常需要三個月的時間。癌症患者效果特別明顯，吃對食物，改變食物，身體明顯有改善。持續吃，身體會慢慢康復起來。

什麼是中西合併？

有些患者去醫院看診時，先吃西藥，隔一周又去看中醫吃中藥，吃雙重藥，重金屬就過重了。有些患者來看我時，不敢講。我建議中藥要先停藥，先吃西藥一家就好，我會這樣宣導，不是不讓患者吃中藥，不能誤解，而是因為一下吃中藥，一下吃西藥，或中西藥混著吃，這樣的中西合併，特別會造成身體的負擔。

認識包裝上的說明

我建議大家要開始學習認識很多食品包裝上的說明，才不會誤食。很多專有名詞，大家不見得都懂，例如：脂肪酸就是抗氧化劑、生育醇就是維他命E。加強認識包裝上的說明，可以懂得食物的功能，哪些東西對身體有益，哪些東西對身體無益，太多的添加品，都可能是致癌的元素。

食物重健菜單可以共用嗎？

食物重健菜單絕對不可以與別人共用。因為每個人隱藏的病因不同，表面看似相同的病，但未經過我把脈，不可以用自己的食物重健菜單影印給他人使用。等我的食物重健書籍出版，大家可以參考書上的食物重健菜單。水果怎麼吃，素菜怎麼搭配，有哪些禁食的食物，在治療期間，請暫時三餐配合食物重健菜單，等身體好了，各種食物就都可以吃了。有些人去做醫療志工，配合當地的飲食環境，暫時沒能按照食物重健菜單吃，這是完全可以理解的，等回家後，再接著繼續照食物重健菜單吃，就可以了，要持之以恆，最少吃三個月。

如何在菜市場挑選蔬菜呢？

在我的演講裏，我會請問大家如何在市場挑選蔬菜？大部分的人都會去超市、傳統市場、或路邊購買蔬菜。以下三者都有農藥，只是量的多寡有異：

1. 超市：包裝漂亮，但是農藥被包起來了，回家放入冰箱，會滋生更多。
2. 傳統市場：零亂、農藥超標，菜都堆疊起來，比超市好一些。
3. 路邊：看起來髒兮兮，不是沒有農藥，而是因為在騎樓下，經過日曬風吹，農藥殘留已降至最低，大多可以揮發掉。

因此，若能選擇在路邊購買蔬菜，會稍微好一些。

如何吃對食物？

以下舉幾個例子：

早餐非常重要，七點吃麥片，不加糖精及奶粉。

秋薑黃粉是抗發炎（抑制癌症，其功效為治療經絡發炎、關節發炎）。但高血壓者及孕婦不能吃薑黃粉。不是所有人都可以吃。身上有狐臭的人，吃了秋薑黃，連續吃十五天，就沒有味道了。秋薑黃粉的食用方法，可取一・五咖啡湯匙的量放在麥片上，攪拌一起吃。

如果很快餓，早上九點可再吃糙米麩。

早上十點，可以吃紅豆粉。紅豆粉是貧血、水腫者需要吃的。特別是國小五年級的孩童就要開始吃。紅豆必須是非基因改造的。紅豆粉也是澱粉，不能天天吃。紅豆粉的使用量為：

夏天：孩童一瓷匙，大人二分之一瓷匙

冬天：孩童二分之一瓷匙，大人二瓷匙

茄子含有花青素是很好的食物，若是當季的茄子，切開來裏面是白色、沒有籽的，花青素特別多。正確的季節和時間很重要，不是當季的茄子，切開來有咖啡色籽，這樣的茄子不但沒有花青素，反而有毒素。開過刀的人吃了會復發，癌症也會復發，很嚴重。所以吃對吃錯，會導致不同的結果。

為什麼要請大家一周內，將食物單上的中餐、晚餐都要輪流吃到，萬一吃到不是季節的茄子或蔬菜，一周吃到一次，也可以代謝掉。

如果一周吃到相同的蔬菜超過二至三次就無法代謝，反而增加體內毒素的產生。例如皇宮菜，台灣人真的很有福報，皇宮菜的成分超棒，植物蛋白質很高，又沒有農藥，但不能吃太多，一周吃二至三次即可。空心菜含有一些酵素，對腰痠、骨頭、關節有害，不建議大家多吃，但健康的人可以吃，一周一次即可。空心菜最好買短的，較沒有農藥，長的有農藥。

晚上睡前二小時，為何要吃奇異果？正確答案是：「不是幫助睡眠，也是幫助睡眠。」聽起來矛盾，但其實不矛盾，奇異果不等於幫助睡眠，奇異果的功效是分解蛋白質，蛋白質若過量，尿尿會有泡泡，睡眠會不安穩，多餘的蛋白質被分解完了，睡眠就很安穩了。

如何吃得安全？

熱炒用的油最好是葡萄籽油，耐高溫，可以炒。葡萄籽油含有豐富的不飽和脂肪酸，主要是油酸和亞油酸，其中亞油酸的含量高達七十二％至七十六％。亞油酸是人體必需脂肪酸，易於被人體吸收，長期食用葡萄籽油可降低人體血清膽固醇，有效調節人的植物神經功能。

葡萄籽油富含維生素E，具有較強的抗氧化性，能夠有效地延長在貨架上的保質期，不易引起由於光照、熱輻射和空氣接觸而產生的氧化酸敗現象。由於自身性能比較穩定，除了作為烹調油直接在餐桌上食用和用於製作各種食品之外，葡萄籽油還是製作高級化妝品和藥品的重要原料之一。

葡萄籽油中成份含有維生素B1、B3、B5、VF、VC、葉綠素，微量礦物元素，必需脂肪酸，果糖，葡萄糖，礦物質，鉀，磷，鈣，鎂和葡萄多酚。葡萄籽油的主要成份是亞油酸與原花青素，亞油酸含量達七十%以上。亞油酸是人體必需而又為人體所不能合成的脂肪酸。同時，葡萄籽油還能防治心血管系統疾病，降低人體血清膽固醇和血壓，其營養價值和醫療作用均得到國內外醫學界及營養學家的充分肯定和高度認可。

台鹽的鹽，因為含有碘，全世界只有台灣的台鹽有碘。我們小時候長甲狀腺結節，缺碘。台灣人好幸福，有台鹽可以食用。我不建議年輕人去吃海鹽、進口鹽，最好吃台鹽。鹽是日常生活重要的調味品，也是維持身體正常運作的物質。很多人因重口味而吃下太多鹽，容易產生高血壓、水腫及心血管疾病的問題。也有人因口味過於清淡，烹調不加鹽，反致體內血鈉過低，發生食慾不振、四肢無力、暈眩、厭食、噁心、嘔吐、心跳加速及肌肉反射減弱等問題。在臨床上，也常有許多人因甲狀腺亢進，需要食用無碘鹽。鹽的主要成分為氯化鈉（NaCl），並含有少量水份、雜質及其他鐵、磷、碘等元素。

早年由於高碘食物攝取不足，導致每五個人就有一個人脖子腫大，罹患甲狀腺腫大，直到民國五十六年全面實施食鹽加碘的政策之後，台灣缺碘性甲狀腺腫大的比率降低為每二十五人中只有一人。缺碘可能引發甲狀腺腫、呆小病和侏儒症等外，也可能影響腦部正常功能。

醬油，用來製作醬油用的黃豆，要選非基因改造的。最好是原味醬油，採用整粒非基改黃豆釀造，不添加防腐劑、調味劑、甜味劑等食品添加物，可吃到最原始的純釀風味，醬色如琥珀清澈，口味鹹香中帶有豆香的滋味。

糙米及紫糙米，要無農藥的，化肥是零檢出的才好。糙米是稻米脫殼後的米，保留了粗糙的外層（包含皮層、糊粉層和胚芽），顏色較精製的白米深。糙米磨去外層可以製得白米，因為糙米保存完整的稻米營養，富含蛋白質、脂質、纖維及維生素B1等，所以是比白米更健康的食物。由於糙米比白米多了較硬外層部分，使用一般的電子鍋烹煮無法完全熟透。挑選具有烹調糙米功能的電子鍋比較好。紫糙米除含有一般糯米的特性外，煮熟的紫糙米香味極佳。請選擇不使用化學農藥，且在自然環境中使用有機耕種的方式而培育的糙米及紫糙米。紫糙米含有較多的天然膳食纖維，並擁有豐富的花青素，對身體健康很有幫助。

如何選用鍋具？

不鏽鋼鍋具，請選擇有304標示的。不鏽鋼，我們不知道有沒有摻鋁，要仔細挑選。若不是純的304，鍋具較容易腐蝕，鹽巴跑進去，會有黑點，就是重金屬跑出來了。請六年更換一次，不要省這個錢，中國人說要惜福，不要浪費，但我建議大家不要用壞掉的鍋具，也不要吃腐爛的東西，最怕是惜了東西的福，卻沒有惜自己身體的福，惜了身體的福，才可以走更遠的路。

陶（砂）鍋具，請選擇黑色釉或白色釉的。煮菜才不會變色。燉滷燙的鍋，要用陶（砂）鍋。若表層上有一粒一粒的顆粒是次級品。碗、盤，請選擇白色瓷碗或白色盤子。有些人喜歡買鑲有金邊的，就有重金屬，要選用沒有重金屬的，吃了才安全。外出餐盒，請選擇304不鏽鋼餐盒，外型美觀且攜帶方便。

如何正確使用天然色素？

食用色素盡量用天然色素來取代化學色素。例如：辣椒紅素、甜菜紅素、蕃茄紅素、紫菜色素、胡蘿蔔色素、薑黃色素、黃色芥末色素、南瓜色素、木瓜色素。天然的色素，色澤新鮮。有天然的色素為何不用，而要用化學的色素呢？為了身體的健康，請大家一定要選用天然的。

如何挑選綠豆芽呢？

通常綠豆芽長得胖胖的，都有放藥劑，盡量挑瘦瘦的，不要太長的，挑選短一點的，長的有藥劑，短瘦的較沒有藥劑。

綠豆在發芽的過程中會釋放大量的維他命C，所以綠豆芽的維他命C含量非常豐富，是奇異果的兩倍、是柳丁的五倍。綠豆芽也擁有維生素A、B群以及鈣、鐵、鉀多種礦物質。綠豆芽每一百公克僅有三十三卡熱量，具有低熱量、高膳食纖維的特性，膳食纖維可促進腸道蠕動，幫助消化，增加飽足感。

認識戴奧辛

戴奧辛是無色、無味而且毒性相當強的脂溶性化學物質，因此很容易溶於並累積在生物體的脂肪組織中。幾乎所有人每天都可能在接受來自多方不同劑量的戴奧辛，例如除草劑、發電廠、木材燃燒、造紙業、水泥業、焚化處理設施、車輛排放廢氣、火災及自然界等均會釋出戴奧辛物質，而可能在各種環境媒介如空氣、土壤、水及食物中被發現。戴奧辛進入人體的途徑為吸入、皮膚接觸及攝食等三種。其中經由食物鏈途徑吃入含戴奧辛的魚類、肉品及乳製品等畜產品，為戴奧辛進入人體的主要途徑（約占九成以上）。

戴奧辛在母奶中的濃度遠高於牛奶，事實上以毒物學觀點來看，並不是每位母親都適合餵母乳。若母親平時重金屬的食物吃太多則不宜。戴奧辛，有六十%在魚蝦貝殼類，有三十%在奶和肉類。有愈來愈多的研究指出戴奧辛不只有致癌的風險，也會對人體內分泌造成干擾，在可能導致生物滅種的環境荷爾蒙黑名單中排名首位。

所有牛、羊、豬、雞、鴨、鵝、魚、蝦、貝殼類都不要吃。包括魚丸、素丸都不能吃。大家有沒有發現，目前的傳統市場幾乎已經看不到六年前用來趕蒼蠅用的旋轉型的紅綠繩子。為什麼？因為現在的動物肉品已經不再新鮮，所以連蒼蠅都不會去叮，因為肉品上面有一層福馬林。

趕蒼蠅用的旋轉繩子在菜市場已經找不到了，現在只有在素食店內才看得到，這表示以前的動物很新鮮，現在連蒼蠅都不叮了，能吃嗎？在市場裏看到魚跳來跳去，牠們在運輸中，一開始就被放了麻醉藥，睡著了，才不會撞來撞去，賣相才會好，且蝦的鬍鬚也才不會被撞擊，等到運到市場裏牠們就醒來了，但仍有麻醉劑。我建議大家不要吃葷食，不是因為怕殺生，而是動物排出的二氧化碳，已嚴重污染了地球，我們有責任保護地球，做好環保。

常見的不良飲食及生活習慣

糖尿病的人，不可以吃粥或帶糖分的食物及水果。若在同時間，吃炒麵和炒飯或麵線，很容易使糖分急速上升，頭會暈，這是糖尿病很大的隱憂。例如吃Buffet，回去就很慘，身體會很不舒服。

尿酸過高的人，豆腐、豆類不能吃，包括甜鹹點心含豆類的及醃製的食物都不能吃。需要多喝白開水，不要喝茶。根據自己的身高體重，來飲用一天的水分量，多少量必須要控制。

前列腺肥大(癌)的人，通常是以前常常騎腳踏車或騎機車所造成的。前列腺已經有肥大或前列腺癌的人，之後都不可以再騎車，因為顛簸會造成肥大。運動型的騎車方式可以，但是騎乘的時間不宜太長，可選擇走路，年紀大的人要慢走，不要快走。游泳很好，但要保護耳朵，台灣的游泳池，水質不好，有加氯，含有重金屬，游完泳之後，要多喝水，才可以排毒。

醃製品少吃。按照我開的食物單吃的期間，不要吃醃製品，等身體恢復了以後，什麼東西都可以吃，但建議葷的食物還是不要吃。任何食物我們吃的量都要控制，這很重要，例如皇宮菜，不是營養高就要天天吃。黑豆水，胃不好的人不能喝。胃食道逆流的人，就要飯水分離，吃飯前後一個小時內都不要喝水，今天開始做到，三天之後就會改善。

乳房癌、肝癌的人，能吃什麼，不能吃什麼，在本書第二章都會說明。素丸子可以吃，沒有病的人可以吃，但一個月只能碰二次，吃多了，對身體是負擔。一定要吃對食物，好吃的東西，一周吃三四次就可以了，切勿天天吃。很多人無法理解：「最不營養的是芒果」。芒果在夏天盛產，台南最多。芒果為何不能吃?有患者很愛吃芒果，吃了聲音都發不出來了。雖然季節的水果都可以吃，但是芒果與荔枝有腫瘤的人就是不能吃。因為芒果、荔枝毒性最強。甲狀腺癌的人要注意，香蕉、芭蕉不要吃，海帶、海藻，也不要吃。

國人飲食的改善在於每樣東西都要吸收，讓營養均衡，很多人只吃愛吃的東西，不愛吃的就不強迫自己吃。我開的食物單，患者去買，也挑自己愛吃的東西，不愛吃的東西，仍然一周內要輪流吃到。若只挑自己喜歡的，就會營養不均衡。目前飲食最大的問題就是大家的營養不均衡。最好能學習認識：「什麼季節吃什麼菜，什麼季節這菜不能吃。」

季節的菜，酵素多。有很多人說：「高麗菜不分季節，什麼時候都有。」高麗菜除了五六七月之外，每個季節都有。大白菜生長在冬天，高麗菜在這個季節，我們的肉眼看不到土壤的變化，如果是季節的菜，生長比較旺盛，在土壤中就有成長酵素出來，不是季節的蔬菜，一定要用化肥或農藥，甚至使用生長激素讓它長得快、長得大、長得漂亮，像這樣的菜，吃下去恐怕都是毒。

所以食安的問題，我們自己有沒有好好的思考過？為何要有春夏秋冬？現在大家都把春天當成夏天，冬天剎那間就過去了，知道有冬天，但很快就沒了。我們不能違反自然的條件，現在春夏秋冬明顯感受不到，只覺得早上比較涼快一點，中午又開始熱了，可是土地的感受可深了，你才種的東西，馬上就發出芽來了，是季節的菜就生長出來了。

西瓜是良性的水果。很多患者，我會禁止他們吃。西瓜不是沒有功效，西瓜有一定的功效，可以降血壓，但甜度高，如何降血壓？西瓜肉底下與皮之間的那一層白色的，是降血壓用的、排毒的。紅色的西瓜有茄紅素，吃一點，沒關係。有一些書上說：「西瓜可以排毒，是好東西。」但腎臟和胃有問題的人，就不宜食用；「芭樂的鐵質素多、鈣多，要多吃。」但是，腎臟出問題的人，是禁止食用芭樂的。不是所有的人都可以吃。每一樣東西都適合人去吃，每一種水果都適合當令季節去吃。但胃不好的人，西瓜不能吃，因為，第一，會產生胃酸，第二，會胃脹氣，第三，會冷到胃往上打嗝，氣會衝上來。西瓜是排尿毒沒有錯，問題是有尿毒症，又腎臟不好的人，吃進胃裏，再分支出去，腎臟則難以承受。雖然尿毒排掉了，但腎臟就爆掉了。身上有很多問題的人，能不吃就盡量不吃。

我在做衛教時，會請患者吃那些穩定的水果。每一種病都可以代謝的，我會開溫和型的水果給患者，絕對不會開刺激性的水果給他，除非臉上有息肉或肉芽的人，我會開刺激性的水果給他，像火龍果是涼性的，但屬於刺激性的水果，長期吃，息肉一年半載，也會慢慢的消失。

有什麼病症就用什麼樣的水果來代謝。火龍果要吃白色的，不要吃紅色的，偶爾吃紅的也沒有關係。紅肉的火龍果不會染色，但紅肉的西瓜就會染色，火龍果洗幾次就沒有了，但西瓜的色素洗了還是會殘留，洗不掉，要洗很久，這就是所謂的「色素沉澱」。若人體的斑點多，就是本身已經有色素沉澱，以及重金屬在裏面，再加色素給他，臉上就會有更多斑，現在的年輕人愈來愈多這個問題。

外國人身上多的是咖啡斑，屬於老人斑，最嚴重，因此，我不建議喝咖啡，只要戒掉咖啡，臉上的斑慢慢會褪色。若沒有戒掉咖啡，臉色就會一直發黃、暗沉、發黑。有斑點出來，不喝咖啡以後，臉色慢慢會發亮。茶也是一樣。我建議喝白開水就好。

火龍果，紅色的也有功效，不是基改的。紅色的火龍果是屬於接枝的。現代人太聰明了，因為紅色的有市場需求，供需所致。黃色的小蕃茄就是基因改造的。食安問題嚴重，請大家不要用化學色素加入，自然色素就那麼多了，為何還要用化學色素？這就是飲食最大的問題。為何要將不天然的東西放入食物中，天然的東西那麼多，為何不用？我認為這關乎每個人自己的良知。

商人有沒有良知是其一，生活奢侈的人有沒有智慧去判斷是其二。如果沒有智慧去判斷，有些人很會講，講得天花亂墜時，你就會伸手去買。我們的選擇也需要有智慧，行而無智，很危險。若以上兩者加在一起，商人的生意就會愈加蓬勃發展，相對的，人的身體也在蓬勃發展，這種蓬勃發展就是什麼病都來了。

我們自己有沒有去試驗，人家說這東西好，我們自己有沒有試吃過？吃多久？吃了之後，身體的反應如何？我自己本人沒吃過的東西，我不會推薦給患者吃，我一定要自己先吃過，自己當白老鼠，哪裏有變化？起了什麼作用？正好我是很敏感的人，若今天飲食後感覺有點萎，就知道這東西可能有基因改造，我會拿去化驗，若每樣東西都拿去化驗，需要很多的費用。有人建議我買小型機器，我說我買不起，因為每樣東西都需要不同的機台去化驗，我若每樣都買，費用很昂貴，雖然我買不起，但我會去借機台，一旦化驗就知道有無問題。若我吃了沒問題，精神狀態很好，就不需要去化驗。每次想到患者跟我的身體不一樣，若患者誤食，問題就很大了。可是太多食物了，我不可能一一拿去化驗。

我們每天吃的蔬菜，這些我認為良知的蔬菜，到底是哪裏出來的？有機蔬菜是真的有機嗎？有機的給患者吃，真的不會產生副作用嗎？有機當中，裏面的風險也很高。為什麼？因為很多人，看似生活條件夠，智慧也夠，都到有機店去買，可是也吃出問題了，身上也有病了，有機店真的都無毒嗎？那為何有些患者長期吃有機的東西也出事了。我要呼籲：「請大家做真正有良心的事業、做有良心的事。」

我們這些能夠知道怎麼去吃的人，要有真智慧，要判斷，什麼該吃？什麼不該吃？我們吃的食物中，不要每次都吃相同的幾樣菜，若菜都在同一個地方買，也不好。我的演講中有提到，有三種買菜的選擇：超市、市場及路邊。路邊賣菜的人，他自己家裏種出來的菜，雖然很粗糙，但是經過風吹日曬，農藥就少很多了。那些超市批發的，只是在溫室。市場批發的是一般的農民，我們不能說農民種的東西不對或不好，這些農民他們也要吃飯，也要生存，我們向他們購買，但我們自己必須要懂得，農藥該怎麼處理？可以放在陽台上，讓陽光微微曬一下，通風一下，就可以了，第二天吃，就不會有農藥了，即使有，也已是降至最低了。

我們不能說農民種出來的菜都是次級品，因為有農藥所以就不要去吃，農民有他們的生存價值，我們支持農民，但希望農民們都要有良知，知道用農藥的時候，除了殺掉蟲，也同時污染了蔬菜。真的需要地方的有識人士，伸出援手，協助農民，告訴他們，菜要噴灑什麼藥比較好？蟲才不會去吃它。用水溶性的就比較好嗎？其實種菜，有一個棚子就可以了，溫室的菜有棚子當頂，但是棚子有沒有三聚氰胺呢？用什麼材質做的？當菜在生長的時候，需要吸收陽光，假設棚內的光沒問題，但棚子是什麼製作的，我們並不知道。所以每一樣吃的東西都有它的陷阱在，我們根本無法全然解決這些問題的存在點，希望更多有智者能夠提供方法。

比方說，有更高智慧的人，可以提供農民智慧，採用天然的、大自然的陽光，或農藥什麼時間該灑？或用什麼方法更好？或用什麼東西可以取代這些農藥？為何沒有這樣的人出來協助呢？只聽到大家一直在批評：「農民都在用農藥，真是沒有良知。」其實，農民自己也要吃，自己也都吃出一身病來了。他們要保命，要賣菜才能生存。能宣導的人在哪裏？有智慧的人在哪裏？可以協助他們的人在哪裏？這些都是關鍵問題。

政府需要做什麼？執政者一直換來換去，制度要改善，需要有良知的政府，需要有智慧的人出來協助。對於健康這麼重要的課題，為何沒有人出來作議題？產官學界的人應該站出來，媒體應該宣導。如果農民自己沒有更好的方法，學界應有理論、有研究的數據，可提供給種菜的農民來參考。若禁止用農藥及化肥，那禁止的前提，必須是有可以取代的東西出來，需要有智慧的人出來倡導。

為何農藥販賣到處都有，卻沒有管制，以致於隨時隨地都有重金屬，隨時隨地都有毒，這是目前飲食最大的隱憂。這肯定是尖銳的問題，但我認為一定要提出來，因為現在食安問題迫在眉睫。飲食的書琳瑯滿目，每本書都說吃什麼好，該怎麼吃，但問題是源頭沒處理、沒改變，問題依然存在。源頭要先處理好，後面就只是選擇，以及吃對吃錯的問題而已。

多少年來，飲食已有很大的問題。我在台灣生活了二十多年以來，一直呼籲的就是，希望大家能夠重視吃的健康。我知道食物再怎麼檢驗都檢驗不完，但也唯有檢驗，才能瞭解農民的心聲：「我要生活，我要賺錢，我要養家，我要這塊地，不撒農藥，我要用什麼？全部都被蟲吃了，就沒辦法賣給人吃。連買間房子都難，如何生存？」我不願意去批評農民，因為他們要生存，他們有自己生存的價值。我們只能繼續呼籲，喚醒執政當局及學界、產業界的有智有識者，提出更多有良知的建議及研究報告，讓國人儘快擺脫食安的問題，可以吃得既安心又安全。

第一章 飲食觀念革新

以下QA採訪張醫師，由編輯部整理

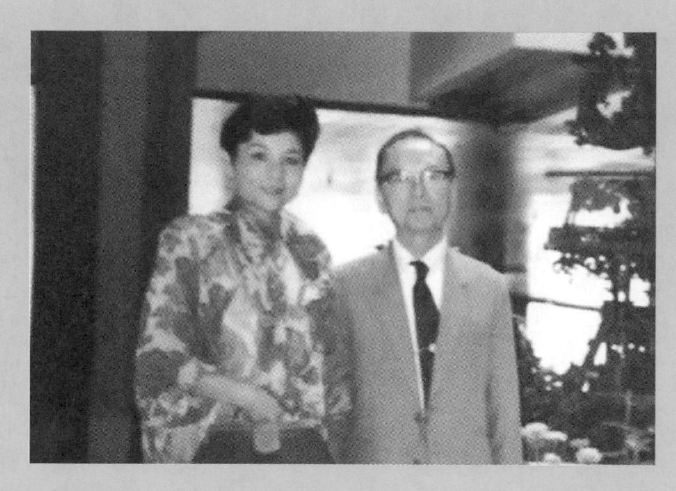

書名為何叫做《食物重健》？目前國人飲食最大的問題是什麼？如何改善？

我的書名取做《食物重健》，其中的「健」是健康的健。主要的原因在於現在的食物很多都已經不健康了，所以我們當務之急，是讓食物重新健康。食物要健康，食材的來源要健康，食物運送的過程要健康，食物陳列的環境要健康，消費者取得的食物才能健康。這其中只要有一個環節出了問題，食物就不再健康。食物如果健康、天然、沒有農藥，只要簡單的烹調料理就可食用，人的身體就能得到應有的營養。反之，則疾病叢生。

現代人飲食變得很複雜，要色香味俱全，因此商人想方設法，讓食物變得漂亮，變得口味重，各種調味料拼命加，最後全都進入了人體內，有些難以代謝的，日積月累，久而久之，各種問題就出現了。特別是現代人愛吃點心、有甜味的糕餅，這其中有「糖」的問題，有糖分才能提鮮，因此我們吃進的食物，無時無刻，糖都隱藏其中。例如小蘇打餅乾，有糖與鹽巴，綜合得剛好。糖會救人，也會害人。地中海型貧血，需要糖分。一個人沒吃早餐，出去暈倒了，這時要吃糖，救命。水果雖然有甜份，但水果的糖是天然的糖，水果的功能是用來解菜的毒，比方蘋果很好，不會太甜，我不贊成放在鹽水裏浸泡，能現吃最好。

我們要真正的知道怎麼吃。我不贊成電視台有些健康節目裏的論點，特別是有些營養師會誤導，有些人照本宣科，有些人依照自己的經驗。我認為一定要有臨床經驗，對人有同理心。有一些實例、見證，只是自己的感覺。正常人不用刻意排拒食物，有什麼吃什麼，所有的食物都可以吃，病患就要控制，其他人則不用在意，但要節制食物，一個禮拜輪流吃。大部分的人喜歡吃的東西，二三天都會重複吃，喜歡吃的還是那幾樣，如果每一樣都吃一點，無形中，各種營養都吃到了。重症患者，菇、筍不能吃。經過我衛教後，三個月內，都照食物單吃，三個月之後好了，就什麼都可以吃了。

現在的豆腐為什麼不能吃？因為豆腐是石膏跟鹽滷所製作，若不夠濃稠，還會再加。若一周吃一次，還可以代謝掉。但有經絡及痛風問題的人，豆腐要少吃。豆腐會產生阻礙作用，其中有鹽滷、石膏成分，吃入體內，會沉澱，無法代謝，身體會開始鈣化，所有經絡骨頭都會鈣化，容易痛風。豆腐跟香菇加在一起吃更糟糕，因為「普林」（Purine，核酸的一種），會使代謝異常。

豆漿、豆腐原來都是用黃豆做的，只是不肖廠商添加了化學物，將豆漿用化學濃度調配。主要問題在於，哪有那麼多非基因改造的黃豆呢？人口過剩，因此食物供應鍊出了問題，變種、方便，基改快產。因此我的食物單，建議大家豆腐一周吃一次。地球人口眾多，「飯吃八分飽，二分助人好」，每個人一天省一口，大家都吃得到，輪著吃，就不會讓沒有道德的人，老想辦法要去基改。

吃肉的問題也很嚴重。宗教鼓勵人不要殺生。我們老祖宗時代，環境天然，什麼東西都可以吃。但現在動物都用科學養殖，注射生長激素，即使是自然，也是不能吃，因為地球的暖化與動物的排放量很有關係。吃多養多，二氧化碳的排放量當然過量。

有些水果如蘋果一定要去皮去籽，因為有農藥。水果在生長的階段，被灑了農藥，慢慢長大，發育愈來愈強，酵母酵素會跑出來，植物會把裏面的東西拋到外皮來，所以水果不要買太大的，像小孩發育，末端吸收慢。生長當中，農藥會慢慢揮發。

我的食物單中少有蔓越莓，是因為蔓越莓的甜度比藍莓高。但蔓越莓、葡萄柚對有尿道癌的人很有效。柑橘類太甜，對有些患者不宜，吃錯火氣會大，橘子會，但柳丁不會。最好分段吃，今天吃一、二片，明天再吃一、二片。

又如，東方人喝咖啡，容易老化，容易骨頭疏鬆。為何外國人天天喝卻沒事？巴西人身體很好，沒有問題，他們每天吃的蔬菜是大白菜、白蘿蔔，因為他們的土地裏含鐵量高。老天爺很公平，在地人吃在地食物。是天養人，不是人養人。中國人說：「靠山吃山，靠水吃水。」所以西方人可以喝咖啡，因為他們的蔬菜內含有很豐富的鐵質，可以補回來。

食物都應該輪著吃，我做衛教時，一定會指定，因為這些重症患者體內的重金屬都太高了。吃錯了就麻煩了，比方小蕃茄拿來炒菜，維他命C就沒了，且會產生毒性，煮過也沒有茄紅素了，小蕃茄的基因，小時候才有酵素，可轉換成維他命C，煮過了就沒了。牛蕃茄才可以烹煮，且有茄紅素。

餐後一定要馬上吃水果，先用蘋果解掉，代謝食物，這是臨床的觀念，懂得食物的效能，時間非常重要，餐後馬上吃水果，吃東西跟救人一樣。比方火車過來，快撞上，或有人跳樓要先拉一把，瞬間救下來。飯後吃水果的效用也是如此。檸檬汁太酸，會侵蝕，與奇異果的酸度不同，奇異果買回來後放入冰箱，一周後再吃，剛好，不會太硬太酸。可以買硬一點的，慢慢放，每天晚上先拿出來擺著，在常溫下，不會太冰，晚餐後即可食用。

我認為改變飲食習慣，必須力行，如果每個人都認真對待自己，怎麼會有身體不好這件事。一個人若認真對待自己的身體，做任何事，都是認真的，這是態度，觀念很重要，態度也需要教育。但教育的過程中，要看這人悟性夠不夠，會不會舉一反三。知然後能行，把錯誤的觀念改正過來，重新重視食物的健康，唯有食物的來源健康，我們吃了才會健康。食物如果不健康，我們吃了怎麼可能會健康。

你認為「健康」的定義？

對很多人來說，健康就是沒有疾病。不過，根據世界衛生組織（WHO, 1948）宣佈，「健康不僅是疾病或羸弱之消除，而是體格，精神與社會之完全健康狀態。」英文原文：「Health is a state of complete physical, mental and social well-being and not merely the absence of disease or infirmity.」。

身體（生理）健康是指身體各器官和系統都能夠正常運作。精神（心理）健康是指人能夠認識到自己的潛力、應付正常的生活壓力、有成效地從事工作，並對其社區作出貢獻；而不僅是沒有精神障礙。社會（社交）健康是指人能夠與他人和諧共處，並與社會制度和道德觀念相融合。由此可見，健康是指身體（生理）、精神（心理）及社會（社交）都處於一種完全安寧的狀態，而不僅是沒有疾病或虛弱。

我認為，就身體真正的健康而言，是所有的源頭都要健康。母親的身體要健康。當母親健康時，就可以生小孩，也才會生出健康的小孩，將來對國家才會有用。如果母親不健康，下一代就不健康。人吃的東西的來源要真的健康，下一代才會健康。自己吃入對的或錯的食物，對下一代的影響相當大。這本書，就是把重點放在：「食物重健」。食物必須是健康的，如果食物本身不健康，我們吃入體內就不可能健康，日積月累，各種的疾病就出來了。

何謂上上醫？
你的醫學背景的使命及任務與其他醫師有何不同？

所謂「上上醫」，就是病人尚未開口，你一把脈就知道他身體哪裏出了問題。用臨床的經驗，協助患者適當飲食，吃對食物、吃對時間，重拾健康與幸福。這樣兼具醫德與醫術的醫生，可謂之。

德智體群美都要兼修。醫學上，德是第一個，很多患者來看診，是來求助你可以幫助他，若你今天姿態放得很高，對患者說話的語氣和聲音有高低之別，若再權威點，很可能，這個病人回去病情會更加嚴重。

我認為，醫病要先醫心。首先要讓患者知道，你有什麼能力可以幫他治好，讓患者可以感受到，他可以依附著你，你能夠協助他，而且他回去之後，心情可以放寬。

患者通常心結就在那一塊，如果作為醫生的你，可以幫他打開，當他回家後，可能心情就不一樣了，本來只吃半碗飯，現在很可能可以吃一碗，一旦心情不一樣了，身體裏的分泌就不一樣了，這時他吃進去的養分會全然吸收，抵抗力也出來了。也可以說，這位患者，在心理上，你已經救了他。

我醫患者，第一，先是醫他的心，心醫好了，讓患者認同你，要有方法。我是沒有聽筒，也不開藥，也不收錢，我唯一的方法，就是把脈，我可以將把脈的深淺，告訴患者。他目前存在哪些問題？甚至告訴他，不要想的太複雜，有些患者，脈象很沉，就表示他很在乎任何一個點，當我把他的心結打開後，很多患者就掉眼淚了。為什麼？因為被我說中了，眼淚自然就掉下來了，這時我會趕快拿衛生紙給他，哭是好事，可以釋放出來；但若我說了，他還悶在心裏面，沒有釋放就很難好，倘若他已釋放了，病就會好得快。而且我會告訴他，以後會更好，只要照著這樣吃，三餐這樣吃，以後個性會完全不同。

還有些患者有「斷脈」，就是有開過刀，他一聽到我這麼說，心結馬上就打開了，也會馬上感覺到：這位醫生就是我要找的，這位醫生就是我要問的，然後，對這醫生產生依賴感，若患者對這醫生有依賴感，就表示這位醫生有「德」，那就成功了。千萬不要把患者依賴給你看病，當成是非我不可，那就是缺德。這是我的理念。

醫心、醫病，並不是醫生做的不對。有些患者很急躁，有躁鬱症，有些醫生慢慢講，可能也講不通。若病人煩躁，醫生也跟著煩躁，那這病人本來病情是十，可能就變成二十，更嚴重了。不僅對你，及之後的語言造成傷害，對很多的醫生也造成傷害，因為患者變成自己當醫生了。舉一個例，記得有一次，我去拜訪一位醫生，他正在幫一位患者看病，我聽到病人說：「醫生你少給我一顆藥了，我在別家看，都有多一顆心臟的那個藥。」當時，我在邊上，哭笑不得。因為患者竟然來指導醫生，下指導棋，要醫生多給他那顆藥。我聽了譁然，怎麼會有這種氛圍跑出來，不可思議。我就問患者：「你喜歡吃藥嗎？」他說：「哪有可能？沒事吃什麼藥？我也不喜歡吃藥。」可是我說：「那少一顆藥，你很在意耶。」病患說：「那個醫生說我心臟如何如何，一定要吃這藥，不吃會如何如何？」我說：「好，那我請問你，既然你不喜歡吃，但是你現在又一定要這顆藥，表示你喜歡吃。因為醫生不給你這顆藥，就表示你這顆藥可以拿掉了，就表示你已經進步了，可是你自己還沒自信。」他才恍然大悟，如果那天我沒在現場，可能藥還是繼續開給患者吃，因為醫生門診後面還排有很多的病患等著看病，有時候，醫生根本沒有時間跟病人一一交待說明。

我們的醫生真的很可憐，患者太多，真的很辛苦。醫院那麼多病人排隊看診，若要一一仔細說明完整的話，後面的人怎麼看。那天，我剛好在旁邊，可以幫他講，他很開心。有病人竟然說：「我在別家吃如何如何？在你家又如何如何？」」建議患者最好不要拿醫生跟醫生比，有的病人說：「我來你這家就吃好了。」其實醫生受的醫學訓練都是一樣的，只是經驗跟臨床不同而已。醫生都是一樣，開的藥也差不多，儀器也差不多，就是那樣。不能說，我在你這裏吃好，在別家吃不好，說不定前面的醫生已經幫你看好一半了，你自己覺得還是不行，所以再來看這家醫生，藥其實也沒怎麼變，只是時間點到了，你的病就好了，可是病人就剛好缺少那兩天時間的等待，就又跑到另外一家去看，就看好了，就以為是這家醫生把你看好了，所以這一家醫生就出名了。

我認為：醫生的使命，不要一下子看那麼多的病人，希望醫生能夠有多一點向患者解釋及說明的時間，也能有跟患者溝通的機會，看病應該要限量，醫生要做醫病的橋樑，醫病不是為了財，而是德。很多醫生很可憐，很辛苦，患者很多。為何不設立制度，讓醫生不要這麼累，這麼辛苦，連跟患者溝通的時間都沒有。患者來看診通常心裏七上八下，想著：到底這位醫生如何？可不可以把我的病看好？可是醫生沒有不好的，都念到醫學院，沒有斷層的，每一位醫生所學的知識都很豐富，不能說他公德心不夠，是因為時間給的不夠。

現在醫院出現這些問題，名醫的患者很多，連吃飯、上廁所的時間都沒有。這與醫院的政策有關，是大環境使然，是制度的問題，如何去完善？需要一個團隊，做完善的根治。其實，我認為，作為一個醫生的使命，就是醫心，你懂得患者現在想的是什麼？你要請他先講一下，填過基本表單，做完衛教後，就放寬心了。我雖然時間不多，可是我們有衛教的團隊，但我不知道其他的醫師有沒有衛教團隊。真正的衛教團隊一定要陪伴，一定要做到位，不能只是做樣子，那是醫生的使命和團隊的使命，這是我的認知，就是德，從頭到尾都是德。

醫德，是知道患者的病，如何讓他不要加重才重要。不配合的患者，跟我的緣分薄，他可能要找另外有緣的醫生，並不一定要給我看，因為他可能不需要我們。只要有緣的病人，我們就不能放棄，醫病就是這樣子，沒有緣的就可以放棄。也許，他跟其他的醫生有緣，我們也要給其他的醫生機會。

我的使命是，我希望我的患者，心胸打開了，病已經好一半了，等他好了，他對這個社會一定會有貢獻。比方說，有些慈濟人，很多就是生病了，沒有力氣，沒有精神，也沒辦法出來做事，因為病很重，但是你把他身體整個調整好了，他原本被傷到，鬱悶成病，這時你把他打開了，他又回歸到社會，社會又亮起來了。患者往往會把社會帶動得更亮，他們有這個體會：「生病苦啊！生病除了痛，也是一種苦，我若好了，我會回饋給社會。」很多給我看的患者，有的是社會人士，有的是慈濟人，被我看好的人，目前我所知道的大部分都已經加入志工團隊。

我始終在想，作為醫生的責任在於，有沒有醫心，回歸到這個德。我想把這個擔子挑得更大一點，讓病人回歸社會，也希望讓社會更和諧，讓他們懂得回到社會，把德性拿出來。不僅是醫德，而是仁德；病人取之於你，但用之於社會，力量更大，用在不同國家都可以。每個國家都需要這樣的人。身體好了，需要回饋，用回饋的方式在做稱為「行」，志在必行，身體力行。知道不一定能行，身體好了，就知行了，這是需要智慧的。

提到仁德，我想起，當我女兒三歲的時候，有一回，我帶她去市場，看到一位出家師父在化緣，托缽，我女兒手上剛好拿著玩具，就順手放入缽內。我說：不行，那是要放錢的，師父有了錢，才能去蓋房子，才有地方住，不然天天會在這裏。女兒說：「媽媽給我錢，我要放進去。」我放在手上的銅板，有五元、十元、五十元，讓女兒挑，女兒挑最大的五十元，她認識銅板，但不知哪個是最大的數字，哐噹一響，放入缽內。她就跟我說：「媽媽，這樣他就可以蓋房子了。」小孩很單純可愛，不懂。邊上一位大嬸對我女兒說：「不用啦，不要給，那是假和尚。」我女兒問我說：「媽媽，什麼是假和尚？」大嬸就說：「他是騙錢的。」女兒想去拿回錢。我就說：「你是善意的，哪怕是騙人，將來果報由他自己擔，你不能回去拿。」女兒問我：「什麼是果報？」我說：「果報就是萬一他拿錢沒做善事，他很可能會生病，起不來，然後就走了。」這幾句話，我女兒就明白了，但是要祝福他。我們給他善的種子，希望他能把善的種子傳播出去。我女兒就有這概念了。大嬸說他是騙子，我們不能認為他是騙子，不能把人看壞，每個人都有自己的果報，一定要相信佛法，因為「果報不可思議」。

我今生有幸可以加入慈濟，因為慈濟的四大志業裏有醫療志業，讓我可以用我的醫療專業，跟著證嚴上人去幫助一些人解除病苦。

不管什麼宗教，都會有一位所謂的「精神領袖」，證嚴法師就是慈濟人的精神領袖。慈濟人為何要跟隨證嚴法師!?因為證嚴法師啟發了慈濟人的善念與良知，並提供一個內修外行的修行道場。

內修：證嚴法師在每一天的清晨時間，以佛經為根據，為弟子釋疑解惑，藉以增長弟子們的智慧。如薰法香，志工早會。

外行：只要是對社會、環境、眾生有利的，證嚴上人都會鼓勵慈濟人去實行。簡單介紹，慈濟的四大志業、八大法印，有慈善志業、醫療志業、教育志業、人文志業、國際賑災、骨髓捐贈、社區志工、環保教育等。都是慈濟人外行的項目，也是慈濟人造福社會人群，利他利己的工作。

慈濟人也因深入苦難，了解苦因，而使自己更加惜福，積極再去造福。證嚴上人說：「慈濟之美，美在參差不齊」。慈濟人參差不齊的有：學歷、經濟、悟性、年齡、達官貴人、販夫走卒、更生人……等，進入慈濟的因緣更是不同，有的人是來修行的，有的人是來付出的，有更生人說：「他是被上人回收的」。

商人有一句話：「有人就有商機」。有人是看到商機而進到慈濟來的。眾多不同因緣的人，來到同一個慈善修行團體，往往造成一些不必要的困擾，讓這個修行團體，不得不上了「忍辱」的一堂功課，這也算是給修行者，很好的「逆增上緣」。

雖然某些弟子給證嚴上人添加了不少的困擾，但，慈濟今年已經五十周年，五十年來從沒聽說過「慈濟要清理門戶」。想到這些，讓人感覺到證嚴法師的心量，真是無邊的寬廣，也替證嚴法師不捨。不過又想到因果報應歷歷不爽，個人造業個人擔，讓人心寬不少。俗話說：「上蒼有好生之德。」佛典：「放下屠刀，立地成佛。」

為何要追隨上人，如果沒有追隨，我們身上可能連良知都找不到。為什麼？因為沒有團隊的合作。有這樣的精神領袖能夠帶領我們，身體力行。比方說，災難來的時候，要求弟子們一定要幫忙，要把事情做完善，出去的言行舉止，要做到謙卑。追隨的人良莠不齊，很多人都做不到，必須要追隨上人才不會退轉，才不會被人誘惑。本來有一顆善心，有初衷，但這種善心，沒有時常拿出來用的話，會退轉。當你退轉，就會變成一種空心，什麼都沒放在心上，沒有付出，沒有同理心，這個社會就不容易和諧。

受到上人的啟發，一旦轉成善念時，重新做人，給這個社會帶來新的亮點。人生智慧的增長，我們都要隨時警醒。我不愛虛假，也不愛批評別人。我相信每個人身上都有向善的信仰在，每個人都有護法神，不可忽視，老祖宗傳承下來的東西，不能全然否認，但也不必全然接受，我們要用自己的心量來接受，心量大接受大一點，心量小接受小一點，你的心量是宇宙，我們就接受宇宙。我們要創新，害人的行為不可取。心中太窄，容納不了大神，所以好的就接觸不到你，你所接觸的就都會是壞的東西。可是，當你的心打開了，好的東西也就進來了，我認為古人的東西不能丟，但是要創新。

有些人為了減肥，只喝水、吃代餐，但不吃飯，胰島素就亂了，思維就亂了，身體就不能正常運行了。早中晚都要吃，胰島素就不會亂。人體是這樣，除非你長期以來只吃早中餐，晚上沒吃，腸胃已經適應了。否則，我們要相信科學，一天三餐是對的，定時定量。一個人如果一天是四餐，表示這個人是有病的，胃有問題，或者是身體條件不夠，而少量多餐。

最後，我要提醒，台灣的醫生太辛苦了，而且風險也很高。醫生生病的太多了，肝臟科醫師得肝病，心臟科醫師得心臟病。為什麼？因為每天接觸。與鹹鴨蛋，為什麼會是鹹的？同理。鴨蛋醃過了會鹹，因為毛細孔會吸收。醫院應該規定患者進來看診都要戴口罩，才能降低醫生得病的風險。醫生也要戴口罩，就可以再隔離一層。而且醫生必須要穿白色的、長袖的衣服，才能防止皮膚接觸到病毒。病毒從頭髮的毛細孔進入比較難，屬微量。從臉上的皮膚進入也比較難，因為臉部皮膚有油，只要出油的地方就很難進入，有油就可以隔離。但四肢曝露比較容易有病毒的傳染及侵入。醫生與病人皆要做好維護，才能保障彼此的安全。

你的父親行醫對你一生的影響為何？

我父親對我的影響很大。由於他的教育，我才知道如何分辨食物？什麼樣的食物可以治病？而不是用藥物去治病。這樣的影響，對我很重要。我父親的父親也是醫生，聽長輩說，我們的曾祖父曾在宮廷裏擔任御醫。

我認為我的父親是智者。智者無分貴賤，不會以貌取人，佛法所講，不應該以色見人，因聲見人。應該在「行」，行很重要，行錯了，人家也看得到，我的父親就是行對了。他賺錢養家，靠行醫餬口，救了很多人。那個年代，許多人家境貧寒，經濟條件不佳，我父親雖然看病收錢，卻也是很微薄的錢。救人一命，也不知道這患者家境如何。直到有一天，這位患者竟然拿了一張高額支票來給我父親，堅持要我父親收下，說：「如果當初不是您救了我，我今天不會去做這麼大的事業，就是因為您救了我，我今天才有這個精力，才有這個身體，去做這個事業，所以我今天要回報您。」

有這樣的人，我父親也沒想過，人家要回饋他。當初也不知道這患者他沒錢，只說坐一趟飛機來很遠，已經花了很多錢，哪有多餘的錢去養病。後來，我父親就告訴他，應該吃什麼什麼，三個月後，如果感冒了，要如何預防，全部寫給他，告訴他怎麼吃？感冒的時候要停掉什麼什麼，也說：「你不用再坐飛機來看我，因為這樣，要再花錢。」跟他很貼心的說，對方感覺很溫暖，就像我現在看的病人，哭著進來，哭著出去，好了，就哭著說：「您幫我治好了，我很感恩您。」

我看的病人也是，很多哭著來，一身病，不知道該怎麼辦，隔了幾個月，還是哭著出去，因為他不用來了，身體都好了，那種心境不一樣，是感動的走出去。生病時是帶著悲傷進來。我父親原來也是這樣的，那時候我還不懂，還瞧不起他，因為我認為有個病人，第一年歪著脖子進來，第二年又歪著脖子出去。我就跟父親說：「您哪裏幫他治好了？」我父親回我一句：「他不乖，沒有照著吃。」現在輪到我的時候，我才知道有不乖的病人，病人並非都照單全收，很多病人心裏會半信半疑，哪那麼神啊？想試探、測試我的把脈是否神準。我告訴他重點，問題出在哪裏？患者起初聽到，都會很震驚。

患者自己不知道問題出在哪裏？已經看過很多醫生了，把他看好，不是我的功勞。我看好是因為，前面的醫生已經幫他治好一半了，我在後面只是臨門一腳，才好的。若患者不配合也不會好，配合了，也堅信不移了，照著吃了，才有辦法。如果沒有照著吃，也沒有堅定的心，他就跟我沒有緣，就沒有辦法好得那麼快，也可能不會好，因為前面的醫生給他的藥，他就繼續吃，因此重金屬始終在他的體內囤積，所以不會好。

在中國人的觀念裏，是傳子不傳女。我父親一開始沒有給我醫術指導，只給我哥哥指導，移交給我二哥。大哥跟父親說他沒興趣。但是二哥有興趣，他就傳承給我二哥了。我二哥的針灸跟配中草藥，非常準確。我後來發現，把脈是需要天賦的。

我父親是有醫德的，他對病人很有耐心。當時電話不普及，大多是拍電報。我記得有一位從德國還是瑞士來的病人，看過診回去，父親之後還打電報，越洋電話，關懷患者，問他：「你現在怎麼樣了？」我認為，這個精神是可嘉的。這也是為什麼那麼多的病人，一個傳一個，都坐飛機來看我父親。父親總是說：如果你怎麼樣的時候？要怎麼樣喔。我父親的個性，比我還要好，他沒有辦法與病人約下一次，因為有些患者住得太遠了，他還要發電報，他是用這樣的一個心，對待病人，這點令我感動。幫病人看病，還花自己的錢。他說：「我如果不花這個錢打電報，患者如果吃錯了，不在這個世上了，那我的責任可就大了。病人的生命很可貴，他們家說不定還有小孩要他賺錢養育，我如果沒幫他，他的小孩要誰養呢？」他會想到這方面，當時，我被他的這種態度給震撼了。

如果小時候，你的父親是這樣，你會不會被他震撼到呢？一定會。沒賺幾個錢，但有「人飢己飢，人溺己溺。」的胸懷。還有一次，有一個法國人拿一張銀行的支票給他，那是事隔了七八年之後，回來找他說：「當初的醫藥費，付很少，因為拿不出來。」等好了以後，回來給他一張支票，這個金額，在英國可以買一個莊園。後來，我父親還是收了，但是有個條件，今後他介紹來的人，統統不收費，這是我父親的作法。因為如果我父親不收，他就不肯走。後來，真的介紹很多人來，我父親真的都沒收錢，還把莊園讓出來給他們養病，讓患者留下來，種菜養病，養好了再走。這只是一個家裏的莊園，本來我們回去可以去那裏玩，現在都給患者住，房內可容納十幾張病床，古色古香，有共用的洗手間、廚房，還有阿姨幫忙整理。

我父親的食物療法，啟發了我。有一回，父母親去旅行，有病人來，我就幫他把脈，認為他應該吃這樣的東西才對，當他好了，就帶著禮物來感恩。我心裏很欣慰。可是當下我二哥講了一句話說：「父親的醫術，不會傳承給妳，因為我才是親生的。」就是這句話，我很感恩他，所以我後來就去學西醫，不學中醫了，但是父親的這食療，我是一定要學的。父親很多的時候，都是在吃飯當中講，他講過之後，我都應用上了。

把脈是父親教的，但問題在：能把脈，是要看你天分夠不夠？有沒有這個悟性？這個脈的走向怎樣去詮釋才好，也真的需要天分。我的天分算是夠的。我的把脈行為，國三就開始了，當時是不是天賦，我自己也不知道，但是我國小的時候，很喜歡幫每個人把脈，隨時幫同學把一下說：你心跳有點快，覺得有點沉，好像快感冒了，結果真的沒兩天就感冒了。有些同學因為知道我父親是中醫，所以會給我把。我就是小時候老喜歡摸人家的脈。

把脈最準？為什麼？

正常的脈，中醫師都知道，但不正常的脈，可能很多中醫師自己都搞不清楚。我有自信，沒有幾個人把脈可以這麼深沉的。我不敢講我自己把脈多神準，但很多人會來考試。我把了脈，就知道他身上有什麼東西？他身上有沒有長息肉？有沒有腫瘤？

把脈以後，有斷脈，我就知道他有開過刀，我就知道他骨頭有斷過，有摔傷過。只要在我手上，我就可以把出這麼多來。我認為，我是應該這樣的：對一個病人的判斷，對他身體的結構，都要掌握。是否重金屬過多？是否豆包、海鮮吃太多？

每一種脈都不一樣。每一個人的脈左九右九，每個脈在同一點下面，左三點各三層，右三點各三層，把的人可不可以讀到被把的人的脈，二個人的脈合不合，需要靠天賦。通常一個人，左邊有九個脈，右邊有九個脈，一共加起來有十八個脈，如果能把出這十八個脈來，人體內全部的結構統統都會知道，重點是能不能夠把他整理出來。如果脈搏是嗞嗞，嗞嗞，二次的短音，這個人心臟一定不好。如果把下去，第二個脈是嗞——嗞，一長音，一促音，這個人一定是開過刀。斷脈怎麼來？只要把在我手上，我就知道。關寸尺脈，管哪幾個器官，中醫師都知道。最重要是我把上去，第一個脈，會跳多少下。第二個脈，比較弱。第三個脈，走一下，彈上來，走一下，彈上來，這樣的頻率是正常脈。但是第一個脈，走一下沒有跳，第二個脈，第三個脈，也沒有彈上來，表示他這裏面一定是斷脈。以跳動的頻率來斷定。

把脈要很安靜，心要很定，才能把出對方的問題來。不僅如此，要把出斷脈在哪裏，有這頻率，就是二種情況，不是開過刀，就是骨頭有受過傷。因為開刀的時候，將肚子畫開或哪個地方畫開，再把大動脈接起來，小動脈有些微血管沒辦法接，那地方就不通了，那個脈就嗞，沒了。另一個是骨頭受傷，所有的微血管都斷掉了，所有大動脈開過刀或骨頭受過傷，在我手上一把就知道了。

還有，體內有沒有重金屬，我手上一把也會知道，脈的走向，那是第八個脈，像蛇的聲音嗞——，輕長音，停了就找不到那個脈了，沒聲音了，過一下又嗞，像蛇的聲音嗞——，輕長音，有重金屬沉澱，大概五秒我就知道了，若要十幾秒就表示這人身體很弱。一般嗞—嗞—嗞，是正常的。嗞——，輕長音，然後不動了四五秒，都是重金屬過量，每一個脈都有它的走向，脈有這種動靜，當然聽是聽不到啦，就是手指的動靜，我的脈與他的脈的相應，他的走向是這樣，就騙不了人，體內油脂很多，吃素吃葷馬上也可分辨出來，吃素的人，第九個脈是嗞嗞嗞嗞，輕短音，吃葷的人，第九個脈是嗞——嗞嗞，慢慢走，所以任何人在我手上把，都逃不過吃葷吃素。

你認為台灣人的飲食習慣與西方人最大的不同在哪裏？為什麼？

全球都有食安問題，在美國問題更嚴重，小麥都已經可以用基因改造的，所以胖子很多，得病的人也很多。在英國則不允許。英國人從小對眼睛就很保護，會上很多衛教課程，健康教育在小學是成功的，但是後面就不一定了。這樣的衛教可能台灣永遠取法不了。主要還是國人的習慣問題。

觀念必須改變，才有可能改變行為，如果食物源頭的問題沒有解決，癌症的情況只會愈來愈多，不會減少。最主要是衛教要推廣。從小養成認識食物的習慣，了解食物的來源及功能，讓飲食的品質提昇，營養得到均衡，這是當前最重要的課題。

每個國家地區有自己的飲食文化，更有在地的食物，國情不同、民情不同、土壤不同，種植的蔬果也一定有所不同。但隨著全球化的趨勢愈來愈明顯，飲食的習慣也愈來愈國際化，吃的東西愈來愈趨近，可以說大同小異了。倒是食物的追本溯源，我們仍然不能忽視。

為何要茹素？

茹素，最主要是清腸胃。小時候，大自然的動物很天然，飼料沒有添加任何化學物。現在大部份都放添加劑，甚至注射生長激素，如雞很快就長大了，雞身體長得太大，連腿都站不起來了，腿很軟，可是身體很肥，現在市場上幾乎都是這樣的雞。有的雞原來是活蹦亂跳的，但那針就慢慢注射，慢慢拉長時間，以科學養殖，因此現在的動物，沒有所謂的「自然」了。

給動物注射過多的抗生素，這些動物全部都有抗體了，我們吃下去，這些重金屬就雙份的到了我們的身體裏，我們也就雙份照單全收。這是為什麼我認為動物不能吃的原因。其次，一隻雞養大，要排的糞便很多。牛的糞便、豬的糞便排放量也很大。這些動物所排的糞便都是二氧化碳，這些二氧化碳也全都是重金屬，對我們人體是第二次傷害，吃到牠是第一次傷害，吸收牠排放的空氣是第二次傷害。

再加上，我們目前都還沒有全面環保的情況下，大家全都是開著車子。這些發達的工業用品，如高鐵、火車、自己開的小車、摩托車，還有這些冷氣、電風扇、抽油煙機、洗衣機，各種用器，都是排放二氧化碳，會循環的排放，都有電磁波，隨時隨地都有重金屬進來人體。最直接的重金屬就是動物，直接危害我們的就是動物。人體本身外圍的空氣，吸收二氧化碳就已經中毒了，再加上動物的重金屬，毒上加毒，所以沒有病是不正常的，有病才是正常的。

植物也是吸收氧氣，排放二氧化碳，但是植物有酵素。人體的酵素非常重要，植物的酵素也很重要。我不建議吃體積太大的食物，例如菠菜，長那麼長，空心菜也長那麼長，其實，植物不要長太大太長，短的才有酵素。植物長太大，我們吃的都是它的重金屬。

不能吃葷的原因，是因為它有這麼多的問題。關於養殖，現在海洋的污染，天空中放的衛星，入到海裏，進去的全部都是重金屬，也會迴流，迴流到一般的溪水裏，這些魚類也都受到損傷，這些魚也都漸漸產生抗體了。所以現在的葷，盡量不要吃。

吃素，若裏面有起司，就會代謝比較慢，因為有油脂。我們的油脂量已經過高了，我們體內的重金屬更多，包括素丸子。吃素的問題本身就有這麼多，更何況是吃葷的。且吃葷的，會把我們的血壁弄厚，又沒辦法通血。我做衛教，一定請患者吃素，才能通血壁，再生組織會在一定的天數內重新長出來。細胞更新了，我們就給它適當的食物，身體就會有好的循環。吃素的道理是在這裏。

宗教是不殺生，沒錯。但是過去像生在草原的藏族，他們種不了菜，就吃羊肉、牛肉。喇嘛要吃葷，不吃會死。但現在不吃葷了。之前吃葷，是地理環境造成，食物生長及運送有困難。但現在環境可以了，就可開始吃素，這是食物鏈的關係。食物造就一個人，吃素，身體並不會不好。有人說，植物裏沒有B12，動物才有B12。其實B12，只要一點點就夠了，糙米內就含有B12的成分，很多人都不認為在糙米的成份中有B12。糙米本身就有代謝的功能，只要有代謝功能，就是有B12。

我認為，食物的生產鏈，要健康、要自然。以前可以吃葷，但現在因為地球的改變，暖化的問題，影響地球是全面性的，其中最明顯的就是感受到溫度的提升，但為什麼溫度會提高，這與地球的「溫室效應」息息相關，一般來說只要有大氣層的星球就會有溫室效應，適當的溫室效應，讓地球維持在一適合生物生存的溫度，如果溫室效應過高，地球整體溫度會上升，造成地球暖化。環境惡化，且二氧化碳也過量，即便如此我們人類仍然一直在宰殺動物。

食品的問題在於，所有的動物全都用科學養殖，注射生長激素。肉品儲存當中放了福馬林，衛福部是不允許這樣做的。動物吃的飼料都有激素，幾乎所有動物都被藥物控制了，被污染了，且這些動物也產生抗體了。你給牠多一點東西，牠也全然接受，我們吃到體內，其他莫名的病就跑出來了。而且，現在有很多的病，都找不到原因，甚至沒有藥可治。

福馬林（Formalin），是甲醛含量為三十五％～四十％（一般是三十七％）的水溶液，也加入十％～十五％的甲醇防止聚合。具有防腐、消毒和漂白的功能，不同領域各有其作用，但福馬林會散發出刺鼻的氣味。甲醛被國際癌症研究中心（IARC）列為明確的人類致癌物質（I類），為甲醛溶液的福馬林對人體有很大的傷害。

所以，我建議吃素，把自己體內清理一下。吃素，若只設限於宗教，就太狹窄了。茹素，很多農民不知何為素菜？所謂的素菜，就是無毒蔬菜，可以生吃的。問題是我們台灣的蔬菜，大部分有農藥殘留。溫室的棚子經過日曬會產生三聚氰胺。在英國，溫室的棚子，外白內黑，不會讓陽光反射進來，去污染蔬菜，所以，外國的生菜沙拉可以吃，而台灣的生菜有些不能吃，含有農藥及重金屬，原因在此。食物的來源，是不是真正純的、自然的、沒有農藥的，如果有污染，就有重金屬，在體內亂竄，腫瘤就出來了。

為何飲食不能過量？過多或過少會造成什麼影響？

比如雞蛋，一天不能超過二顆，若超過，蛋白質就過量了。又如吃有油脂的沙拉或蛋糕，林林總總吃到的油脂量就過高了，會囤積在體內，造成身體結構的壓力。吃的東西份量要剛剛好，反之，就像一台機器本來是用來切麵的，但你拿來切木頭，就會傷害到機器的齒輪。同理，我們吃的東西，不要讓我們自己身體的機器卡住了，適量就好，不要過量。

飲食過量往往容易造成消化不良等胃腸病，過多的熱量攝入會造成脂肪在體內囤積，體脂肪過高都是直接或間接與飲食過量有關。肥胖就容易產生問題。唯有飲食適量，新陳代謝才能剛好符合身體的需要，不會產生多餘的脂肪。

通常飲食過量的人，睡覺時往往會流口水，舌頭在夜間會發生輕微的腫脹。還有早晨起來，還沒有運動前，雙手握拳會感到吃力，並且發脹，這都是因為前一天晚餐吃過量了，細胞吸收了多餘的營養，還沒有完全消耗的緣故。

飲食過量，特別是吃油膩食物過多，造成腸胃負擔過重，容易口乾舌燥。如果你覺得腰圍漸漸粗壯起來，很多衣服不能穿了，那就要特別注意了。除了外型體態的改變，不太美觀之外。體內的體脂肪過多，對身體造成超負荷，久而久之，問題就會出來了。因此，飲食不能過量，應該定時定量，營養均衡。

每樣食物的功能，為何你能如此精準的掌握？

我會根據把脈，來斷定患者吸收食物的質與量。我的患者，癌症居多，十有八九，體內器官功能已被化療、標靶，這些吃進去的藥物給破壞了，這時候，食物多點進去體內就變成毒了。因此，我給患者的食物單，就會根據患者的脈的走向，他的脈比較緩，就給少。反之，脈流量大，我會根據把脈的脈象，來分配水果的量。

父親的臨床食療，給我很多的教導跟啟發。在父親身邊，我可以學到很多食物的知識，哪些病症，什麼可以吃？什麼不可以吃？什麼吃了療效快？什麼吃了會激發病症？都要很小心。每一種食物的特性，有哪些成份？有哪些功能？我們都要掌握，才能對症下精準的食物單。當病人到醫院去，檢查報告出來，就會知道根據食物單吃對他的身體造成的改善，直到漸漸康復為止。

各種病症，可以食用的水果的種類跟數量都不同。哪些水果可以吃，吃多少量，我都會分配，還是根據脈象來分配。吃的先後順序也有不同，吃錯了，效果不會出來，吃對了，效果才會出來。吃多了，也不行，會造成身體的負擔。吃少了，也不行，效力不夠。身體的奧秘在此，每個人的身體情況不一樣，可食用的內容及數量，都要量身訂造。脈象是最好的測量儀，騙不了人。脈象的精準判別，可測量及體現身體攝入的食物的質與量。You are what you eat.（你吃什麼就是什麼，就是所謂的因果。）

癌症病患與日俱增，如何避免？最大的原因，除了飲食，是否還有其他因素？

癌症病患與日俱增，最好的避免方法，除了選擇對的食物之外，運動也很重要。現在市面上，飲料太多，其中糖份太多。代糖是屬於化學的東西，也不能多吃。還不如吃天然的糖分，比方水果中就有，芭樂就含有一點糖，剛好適合糖尿病人去吃，不能吃太多糖。麥片含糖，是麥本身的糖，是天然的糖，其甘甜的味道是天然的糖，沒有問題。

現在人每天除了正餐之外，還會有餅乾、蛋糕、糖果等點心，再加上天氣太熱來杯冰涼的飲品，一天當中不知不覺攝取了過量的糖，適量的糖可以讓身心感到愉快，但是過量的糖，就會造成身體的負擔，糖尿病、肥胖症、心血管疾病等都可能是攝取過多糖的主因。不當的攝取「糖」，有很多壞處。

糖會加速身體細胞的老化，愛吃甜食的人較容易感到疲倦。吃糖會讓人成癮，不但愈吃愈想吃，還會愈吃愈甜，愈吃愈多造成惡性循環。糖的分子結構跟維生素C很接近，吃太多糖會在體內與維生素C形成競爭，影響身體使用維生素C的功效。糖影響維生素C的作用，間接造成抵抗力變差，身體容易發炎。糖是一種酸性食物，如果大量食用，會讓身體的酸鹼失衡，偏酸性體質的人免疫力也會較差。糖在人體中是有機酸，過多的糖會增加胃酸的分泌，造成胃食道逆流、胃潰瘍等問題。過多的糖在腎臟中也會產生高濃度的草酸，草酸與鈣會產生草酸鈣沉澱，容易造成尿道結石及腎結石。

其次，運動很重要。現代人坐著的時間多。寫東西是坐著，打電腦是坐著，講電話是坐著。有時一心二用也不錯，可邊講電話邊墊腳尖，也是做運動。腳尖墊起來，不會抽筋。還有，電話鈴響起第一聲，先不接，喂一聲再接，才不會受電池波干擾。在家裏講電話，手可以左伸右伸，腳尖可以左抬右抬，然後換手，這些動作，平常都可以做，隨時隨地都可以運動，不受環境的限制。但目前的人多半做不到，運動可以幫助代謝，如果運動量不夠，代謝量也不足，體內囤積的食物經過各種運作，產生病變，可以從小小的息肉開始，慢慢變成腫瘤，然後就長成癌，日積月累慢慢都會跑出來。不可不慎。

飲食有時代性，我們與祖先輩們的飲食差別為何？

我們祖先輩與我們現代的飲食最大的差別在於二點，第一，非基改與基改。第二，現代有很多植物的接枝。

我們祖先輩的飲食是天然的。但現在很多東西是不天然的。現代人太聰明，研發出各種琳瑯滿目的菜，很多都是人工非天然的。還有，現在有很多植物是接枝的，比方火龍果有白肉跟紅肉的，紅肉的就是接枝的，也是天然的。我所謂「天然」的定義，指的是沒有任何的基改。如果是基改的就不天然了。接枝與試管很像，人工的試管，沒有改變質，接枝並沒有改變植物的質。如果是基改連蟲吃了都有問題。

基改會把東西變更大，變得更不容易腐壞，讓我們的生活更便利，不需要冰箱，東西放在外面放很久也不會壞，蟲子也不會叮，螞蟻也不會吃。美國的東西基改最多。我們吃蘋果，吃台灣產的，小小的就可以了，盡量吃在地生產的。原因是，第一，台灣的蔬菜水果沒有輻射，進口在海關有輻射。第二，外國的蘋果特別大，外國的土地土壤好，但有沒有農藥，我們不知道。很多人不會像我一樣去化驗。他們會上一層蠟，不讓水果皮變質。還有的橘子，放了半年也不會壞。以前橘子，放一下就腐爛了，就開始發霉了，就皺起來了，邊上還有些斑點，還有一些果蠅，現在連果蠅都不會叮了。

我不讓患者吃椪柑，因為我們人體大多是躁熱的。躁熱，就會這裏長一個豆，那裏長一個豆。躁熱的人，炒菜又放薑，就更會激發。國人習慣吃重口味，現代的調味料，花樣很多，各種類型的上百種，裏面的內容物，誰來把關。不肖商人，加東加西，一大堆的化學添加物，全部都可能是致癌物。經常吃，不忌口，吃多了，都會造成身體的負荷。過去早期農業社會，生活單純，人單純，吃的食物也單純，沒有過多的調味品，吃的天然，吃的健康。如果說不長壽，主要的原因是醫療沒有現在發達，而且當時貧窮，看病找醫生不容易。

美食的誘惑太多，我們應該如何對待？

愈好吃的東西，愈不要去吃，但不吃的人很少，除非出家人，會遵守，但幾乎是零。包括我本人也會，看到美食就會想吃。三餐要正常吃，你知道白天多吃了一些，晚上就少吃一些，一定要均衡。一個人的身高、體重、卡路里的攝取，有一定的量。不能過量，一過量，你的身體結構，馬上就有反應，病就會跑出來了。既使現在沒有，久而久之，也會一一出現。

我們飲食的內容物，太多卡路里，稍微一吃就爆量了，就飽和了，晚上再吃則無法代謝。中午可吃多一點，晚上吃少一點。早上吃的像皇帝，午餐吃的像奴隸，晚上吃的像乞丐。古人的吃法也是對的，因為那時候沒得吃，早餐要吃得很飽才能有體力去田裏工作。午餐吃得也要很飽但不用很好，才能再回到田裏工作。晚上回去休息，天黑沒事，可有一餐沒一餐，沒事則趕快去睡覺。古時是這樣的吃法，但現在不一樣了。

現在有麥當勞二十四小時，7-11也是二十四小時，隨時可以吃。如何對待美食的誘惑，要看自己的認知夠不夠？有沒有飲食的觀念？你要想，我這樣吃，會造成什麼後果？如果沒有良好的飲食觀念，希望讀者有疑問，就看這本書。一旦有了良好的觀念，就希望不要生病，將來還可以把好的飲食觀念去發揚光大，去散播。現在外食者居多，美食的誘惑也愈來愈多，還是要自律，一時的貪念，飲用過多的食物，會造成身體的負擔。病從口入，一定要慎選食物。

水分對我們的重要性？一天的需要量，為何與身高體重有關？喝水的方法是否有何不同？

水，當然很重要。水是構成人體的重要成分，如血液、淋巴液以及身體的分泌物等都與水有關，水約占成人體重的六十~七十%。血液中含水量約達九十%以上，我們進食後，吞嚥、消化、運送養份、以至排泄廢物，各個環節都需要水的幫助才能順利進行。水能潤滑關節、水可防止眼球過乾、唾液和胃液能幫助消化、水亦能調節體溫，透過排汗帶走體內過高的熱量。多喝水可降低尿酸、預防痛風發生，還可以降低尿中的鈣濃度，避免尿路結石。

我們身體大約有四十公升的水，而我們每天的失水量隨個人活動量及環境而不同。通常，我們人體一天的排尿量約有1500cc，再加上汗水、皮膚上直接蒸發的水份及糞便等，合計起來每日流失的水份大約有2000～3000cc，因此水份的補充量最好是在此一範圍內。

我不贊成喝礦泉水，主要是瓶裝水在運送過程中，特別是在高溫下會變質。任何牛奶、飲料都是一樣，化學變化會產生毒素。很多公司用大桶蒸餾水，問題也是一樣。主要問題都出在運送過程中，日曬或高溫下產生的質變，我們喝到肚子裏也就是毒。蒸餾水本身沒有問題，是運輸過程產生問題，會有三聚氰胺跑出來。大型貨櫃是否有恆溫？我們不知道。在不清楚的狀況下，我建議不要喝。廠商一定要顧及源頭，要有良心，為消費者做好每一層的把關，讓消費者飲食安全有保障。除了源頭品管之外，運送的過程也需要品管，需要有恆溫保護，讓水不會產生質變。

其次，喝水的方法很重要。以身高、體重來估量，還要看他的脈象，來決定喝水量。喝水的方式要特別注意，我們的肚子不需要裝這麼多的水，早上一起床，還未刷牙前，先空腹喝300cc或400cc的水（根據每個人不同的身高體重來估量），不是一口氣喝完，而是分好幾段來喝。早晨尚未刷牙前，我們的口腔內有酵素，這時就是要喝水，喝水代謝比較快一點。我說300cc，不是一分鐘之內把300cc全喝完，可以每隔五分鐘喝50cc，三十分鐘內喝完即可。

正常人每日飲水量參考：

身高（cm）	體重（kg）	日總飲水量(cc)	早餐空腹(cc)	冬天	夏天	水溫
				每半小時內(cc)		
140-150	40-50	2000	300	70	120	45 ℃
140-150	50-60	2200	300	100	150	45 ℃
140-150	60-70	2200	400	120	180	45 ℃
150-160	40-50	2000	250	100	120	45 ℃
150-160	50-60	2300	300	100	150	45 ℃
150-160	60-70	2400	400	150	200	45 ℃
160-170	40-50	2000	300	70	120	45 ℃
160-170	50-60	2300	300	150	200	45 ℃
160-170	60-70	2500	400	180	250	45 ℃

註：夏天水溫45 ℃，冬天水溫55 ℃。

癌症患者每日飲水量參考：

身高（cm）	體重（kg）	日總飲水量(cc)	早餐空腹(cc)	冬天	夏天	水溫
				每半小時內(cc)		
140-150	40-50	1300	300	50	100	45 ℃
140-150	50-60	1800	400	50	120	45 ℃
140-150	60-70	2000	400	100	150	45 ℃
150-160	40-50	1800	300	70	150	45 ℃
150-160	50-60	2300	400	80	180	45 ℃
150-160	60-70	2300	400	100	200	45 ℃
160-170	40-50	2000	300	70	120	45 ℃
160-170	50-60	2500	400	100	200	45 ℃
160-170	60-70	2800	400	100	200	45 ℃

註：腎臟病、肺積水、水腫的人，水量需經醫生指定，不可多喝。
夏天水溫45 ℃，冬天水溫55 ℃。

蔬果應該如何選擇？
這麼多菜，為何有的可以吃？有的不能吃？
龍鬚菜看起來這麼好吃，為何多數患者不能食用？

台灣是寶島，四季蔬果不缺。自古以來，農民們依循節氣變化，栽種適時的植物，且有豐碩的收穫。農諺：「正月蔥，二月韭，三月莧，四月蕹，五月匏，六月瓜，七月筍，八月芋，九芥藍，十芹菜，十一蒜，十二白（指白菜）。」

吃當季的蔬果，最美味。購買與食用新鮮、在地、當季的蔬果與作物，對環保，對人體養身，都有幫助。過早或過晚出現在市場的蔬果都不適宜人們食用。蔬菜水果成長於適當的氣候土壤，吸飽天地精華，自然長得好又新鮮，營養充足。價格也因為當季盛產，產量大而便宜。購買最新鮮的當季食材，每個人都能做出好菜，吃得健康。我們有必要認識當令的蔬果。

春天的果物，有豐富的維生素C、滋養春天的容顏。如草莓一至三月、葡萄白柚三至七月、梅子三至五月。

夏天的果物，酸酸甜甜擁有特別的香氣，最能消暑解熱。如櫻桃六月初夏、杏桃六至八月、李子三至八月、木莓（覆盆子）七至八月、藍莓五至十月、檸檬六至八月。

秋天的果物，即將轉涼的天氣，來點溫潤的季節性滋養。如蘋果九至十二月、葡萄五至二月、橄欖十月、栗子八至十月。

冬天的果物，冷呼呼的天氣裏讓人打從身體裏暖起來。如橘子十一至一月、柳丁十一至一月。

◆**水果**

種類	**1月**	**2月**	**3月**	**4月**	**5月**	**6月**	**7月**	**8月**	**9月**	**10月**	**11月**	**12月**
蘋果									●	●	●	●
香瓜	●	●	●	●	●						●	●
藍莓					●	●	●	●	●	●		
桶柑	●	●	●	●								
西瓜					●	●						
梅			●	●	●							
茂谷柑	●	●	●								●	●
荔枝					●	●	●					

種類	1月	2月	3月	4月	5月	6月	7月	8月	9月	10月	11月	12月
鳳梨釋迦	●	●	●	●							●	●
百香果					●	●	●	●	●	●		
瓦崙西亞		●	●	●								
葡萄	●	●			●	●	●	●	●	●	●	●
火龍果					●	●	●	●	●	●	●	●
美濃瓜*	●	●	●	●	●	●	●	●	●	●	●	●
小蕃茄	●	●	●									●
桑椹				●	●	●						
金煌芒果					●	●	●	●				
玉荷包					●							
土芒果			●	●								
香蕉*	●	●	●	●	●	●	●	●	●	●	●	●
楊桃	●	●	●							●	●	●
草莓	●	●	●									

蜜桃	酪梨	釋迦	龍眼	檸檬	鳳梨	文旦柚	水梨	甘蔗	金棗	番石榴（芭樂）*	蓮霧	李子	枇杷
		●						●		●	●		●
		●						●	●	●	●		●
								●	●	●	●	●	●
								●	●	●	●	●	●
								●		●	●	●	●
●				●	●					●	●	●	
●		●	●	●	●					●	●	●	
●	●	●	●	●	●	●	●			●		●	
	●	●				●	●			●			
	●	●				●		●		●			
	●	●						●		●			●
		●						●		●			●

種類	1月	2月	3月	4月	5月	6月	7月	8月	9月	10月	11月	12月
高接梨						●	●	●				
洋香瓜							●					
明尼桔柚	●	●										
橘子	●										●	●
柳丁	●										●	●
木瓜								●	●	●	●	●
蜜棗	●	●										●
虎頭柑	●	●									●	●
愛玉子										●		
臍橙									●	●	●	
橄欖										●		
大白柚										●	●	
柿子									●	●	●	

資料來源參考：農業知識網／農糧署。

註：*字記號全年皆為產季，美濃瓜、香蕉、番石榴（芭樂）。

◆蔬菜米穀

種類	1月	2月	3月	4月	5月	6月	7月	8月	9月	10月	11月	12月
空心菜			●	●	●	●	●	●	●	●	●	●
香菇*	●	●	●	●	●	●	●	●	●	●	●	●
萵苣*	●	●	●	●	●	●	●	●	●	●	●	●
綠竹筍				●	●	●	●	●	●	●		
山苦瓜				●	●	●	●	●	●			
紫心甘薯*	●	●	●	●	●	●	●	●	●	●	●	●
生薑					●	●	●	●	●	●		
金針					●	●	●	●	●	●		
龍鬚菜				●	●	●	●	●	●	●		
芥菜*	●	●	●	●	●	●	●	●	●	●	●	●
苦瓜	●	●	●			●	●	●	●	●	●	●
青花菜	●	●	●	●						●		

種類	1月	2月	3月	4月	5月	6月	7月	8月	9月	10月	11月	12月
佛手瓜	●	●	●	●					●	●	●	●
花椰菜	●	●	●					●	●	●	●	●
秀珍菇*	●	●	●	●	●	●	●	●	●	●	●	●
桂竹筍				●	●							
番薯葉*	●	●	●	●	●	●	●	●	●	●	●	●
黑木耳*	●	●	●	●	●	●	●	●	●	●	●	●
黃秋葵*	●	●	●	●	●	●	●	●	●	●	●	●
梨子蒲*	●	●	●	●	●	●	●	●	●	●	●	●
彩椒	●	●	●	●							●	●
胡蘿蔔		●	●									
牛蒡		●	●	●								
洋蔥	●	●	●									
茄子	●	●	●									

蒜	山藥	玉米*	山蘇*	蕃茄	高麗菜	青椒	芋頭	甘藷	南瓜	絲瓜*	杏鮑菇*	蘆筍	毛豆
	●	●	●	●	●	●	●		●	●	●		
●	●	●	●	●	●	●	●		●	●	●	●	●
●	●	●	●	●	●	●	●	●	●	●	●	●	●
	●	●	●	●	●	●	●	●	●	●	●	●	●
		●	●			●		●	●	●	●	●	
		●	●					●	●	●	●	●	
		●	●					●	●	●	●		
		●	●		●			●		●	●		
	●	●	●		●			●		●	●		●
	●	●	●		●	●				●	●		●
	●	●	●		●	●	●			●	●		●
	●	●	●		●	●	●		●	●	●		

種類	韭菜*	蔥*	辣椒*	箭竹筍	栗子	落花生	孟宗筍	紅蔥頭	胡瓜	紅豆	馬鈴薯	仙草	蘿蔔
1月	●	●	●				●	●	●	●	●		
2月	●	●	●				●	●	●		●		
3月	●	●	●	●									
4月	●	●	●	●									
5月	●	●	●	●									
6月	●	●	●										
7月	●	●	●			●							
8月	●	●	●		●	●							
9月	●	●	●		●							●	
10月	●	●	●		●							●	
11月	●	●	●				●						●
12月	●	●	●				●		●	●			●

蓮子、蓮藕	咖啡	菱角	洛神花	一期稻	二期稻	小米	高粱	小麥
	●							
				●				●
				●		●	●	●
●				●		●	●	
				●		●	●	
					●	●	●	
●					●			
	●	●	●		●			
	●		●		●		●	
	●				●	●	●	

資料來源參考：農業知識網／農糧署。

註：*字記號全年皆為產季，香菇、萵苣、紫心甘薯、芥菜、秀珍菇、番薯葉、黑木耳、黃秋葵、梨子蒲、杏鮑菇、絲瓜、山蘇、玉米、韭菜、蔥、辣椒。

龍鬚菜的過敏質高，屬蕨類，有很多膠原蛋白。可治病。但阻礙代謝，吃了容易發胖。一般人可以吃龍鬚菜，但癌症患者不能吃，因為會促進癌細胞的生長因子。癌症患者不容易吸收，反而容易增長因子，所以暫時不吃，等到身體康復了再吃。正常人可以吃，但量不要多。根據每個人體質體型的不同，吸收度有異。蕨類不容易吸收，重症者吃下去，就會是垃圾。我之所以要把脈，就是根據每個人脈象及體質的不同，給以不同的食物單。

用心準備的食物，需要花很多時間，對於家中的女主人，你有何建議？

一個家庭裏，女主人用心為家中大大小小準備三餐，非常辛苦，特別是針對孩子的不同成長階段，要餵食不同的食物。用心的母親，會顧及孩子的營養均衡，精心準備食材料理。如果孩子特別胖，肯定選擇的食物有問題。如果孩子太瘦，也要研究飲食的內容。唯有母親認真對待孩子的飲食內容、習慣及方式，才能養出身心健全的孩子。太胖太瘦都不好。其實，用心備料，仍應該把重點放在食物的源頭。如何去買？選擇很重要。瘦的人吃的多，很快就消化了。如果吃的時間不對，如有消夜習慣，久而久之，就會囤積脂肪，且尿酸等病症都會跑出來。

我其實也沒有那麼多時間去買菜，三天買一次菜。我不去超市買。市場買回來，放陽台，讓風吹一吹，讓太陽微微曬一下，農藥就可以去一大半。洗菜更重要，開水龍頭，讓活水沖，第一泡，快洗，第二泡，用洗米水來洗，但米一定要是有機的，不要有農藥的，這樣比較安全。

現在農夫種米時，有的沒有農藥，但是有化肥，不放化肥不行，蝸牛會吃秧苗。但農夫不懂量要放多少？希望產官學界能提出良方協助農夫種植。為何不用酵素去代替化肥？很多東西丟掉當垃圾了，可惜，若能轉化使用、發酵，就是一種酵素，把農藥的使用轉成酵素的使用，目前尚未有人建議過，可能是因為成本太高。

我通常在下午四點以後，不吃東西。下午三點左右我會吃一些，主要是胰島素在三點會吸收，若沒有供應它營養，會出問題。我晚上不吃。若下午茶，吃糕餅或喝茶，晚上也會睡不著，盡量避免。

學校的衛生教育也很重要，從小就該教，而非得了病，才知道。現在小孩很多都出問題了。很多小孩過敏，因為喝牛奶。牛奶很有問題，主要是供需不平衡。那麼多人要喝，產量不夠，一稀釋，品質就出問題了。現在大部分吃的問題，都在於供不應求。缺貨、缺好的東西，就添加了別的東西。若台灣能規畫貨品限量，每個人吃的量，必須控制，不需多吃，夠了就好。若規畫得好，將來就是世界第一。我的理想是，當你刷卡的時候，買什麼品牌，買多少量，這時候就控制了，可以用指紋管理，獨一無二。

又比如油的用量控制。油炸的東西，卡路里高，買刷過量了，就不給買了，用這方法去控制，其它非卡路里的物品，可自由自主去買。醫院應該要愈來愈少，上上醫就要想到，食物的來源是要得到量的控管，不只是家中的女主人需要知道，全民的食物量都要得到控管，買適當的量，吃適當的量，吃對食物，吃對時間，定時不過量，讓胖子減少，讓大家食物均衡，吃得營養，吃得健康。

你對生命的尊重，是否有特別的看法？

我不認為地球的人口過多。有人才有智慧。人生存在地球上，地球的資源完全夠用，可以供應我們人類所需，只是我們人類的貪念太嚴重了。如果每個人適時適量，不多吃，也為別人留一口，大家食物都均衡，營養都均衡，就不容易生病了。

生為醫生，或不是醫生，如果沒有信仰，他對生命的尊重一定是不夠的。我指的是尊重生命的層次會有不同。比方說，你今天看到一個人被車撞，為何有人會伸出援手？有人卻沒有。怕被人誤會是肇事者而不敢做。有些人坦蕩蕩，不是我就不是我，願意伸出援手，就是對生命的尊重。我們必須認知生命是無常的，所以就會珍惜對方的生命。如果不能體會生命無常，就不會珍惜對方的生命。

還有，如果有人問：「你的生命是怎樣來的？」每一個人的答案都會不一樣，但每一人都不會回答：「是父母給的。」我認為生命的價值，在於孝順父母，對生命的尊重，就是對父母的尊重。如果你對父母沒有尊重，非但不是榮耀，可能也沒有幾個朋友會尊重你。我始終認為：孝了出忠臣。若一個人沒有孝心，就不會尊重生命。不能等自己生了小孩，才去孝順兒女。要從尊重父母親開始來尊重生命。你對孩子的愛，認為孩子是你的命，難道父母親對你來說，就不是生命嗎？

對生命的尊重就是孝道，很多人對父母的孝順都不夠。如果大家都有孝心，這個社會就不會有那麼多的宗教了。因為每個宗教都是勸人向上、向善的，除非邪教。好的宗教會教你如何懂得尊重，對人應有的禮貌，學校沒教的，宗教來補強。學校不是不教，有些是來不及教。所以由宗教來教你：「什麼叫做謙卑？什麼叫做尊重？」我的母親今年九十二歲，有她在一起生活，真好！不是我照顧她，反而是她在照顧我，幫我照料生活起居，我很感恩她。

長壽是否是件好事？很多插管病人對家人造成的負擔，你的看法有何不同？

有些病人雖然插管，但要看他是否還有意識？若還有意識，就不能拔管，還是要讓他延續生命。若手還在動，眼睛還在轉，意識還在，就表示他還有生命力，就不能拔管，誰能剝奪他們生存的權利呢？

今天，若沒有好的醫療體系與環境，很多病人有可能就都不在了。長壽其實不是壞事，是件好事。但長壽要健康，自己要四肢能動，自己能夠管理好自己。植物人可以通過檢測，看他意識還在不在？如果意識不在，我也不建議繼續拖著。一個人若是生病，痛到一個地步，大概也很想安樂死吧。如果家庭經濟條件夠，這個植物人，還是需要等待的，我們必須尊重生命。我們都知道，生命有終點，我希望大家走到那一天時，都能健康的死，自然的死亡，沒有掙扎，也沒有痛苦。

吃好的食物，買好的餐具與鍋具，都需要許多的費用，有些患者負擔不起，有何替代方案？

好的餐具、鍋具，費用都很高。陶鍋要最高級的釉，沒有毒的，好的可以用很久，絕對划得來。也許當下負擔不起，但可以分期付款。如果沒有辦法每種鍋子都買，其實買一個好的砂鍋就夠了，煮飯也很棒，煮菜、燜燙都可以。

有些患者，很幸福，有家人陪伴，經濟上也無虞，可以互相支持與安慰。有些患者或老者，一人獨居，沒有家人，非常辛苦。有一些社會救濟，可以協助，可以參考衛生福利部的社會救助法。

因此，我們希望大家在成長的過程中，擁有良好的生活及飲食習慣，當你小時，父母親已經教育你，學校也教育你，讓你成為社會上有用的人，這個有用包括身體跟心靈的健康。等你成年後，結婚生子，更要以正確的飲食觀念，教導自己的孩子，讓全家人都可以享有健康與幸福，只要觀念正確，好習慣養成，就不容易生病，有好的身體，就可以工作賺錢，經濟上沒有太大的問題，退休了有一筆退休金可以養老，老年後，有孩子可以孝順照顧及奉養，長壽享天年。一生與醫院絕緣。等到時間到了，沒有病痛，人生的義務圓滿了，就自然畫上句點。這樣的完美境界，每個人都可以享有。只要你，沒有過多的貪欲，養成良好的習慣，人生就是一趟完美的旅程。

衛教的意義與功能？你是否鼓勵更多的人加入？

現在全球如果哪裏發生災難，幾乎第一時間都可以看到慈濟的團隊已抵達現場賑災。我希望在吃的問題上，慈濟也能更加重視，讓更多人吃對食物，吃得健康。有一回上人問我：「如果那地方都很窮了，沒有東西可以吃了，你還要用這種方式嗎？你會怎麼做？」我說：「如果沒得吃，就有什麼吃什麼。那裏的農民種健康的菜，吃那些菜就可以了，不要種那些不能吃的菜，要就地取材，讓人體可以接受的，不要有農藥的，吃健康的就可以了。」如果都沒得吃了，哪裏還會有錢去買農藥呢？哪裏還會灑農藥呢？只要沒有農藥，天然的，就可以吃得健康了。

衛教團隊需要訓練，如果未來我有機會在大陸出書，我也要計畫訓練一批衛教團隊。目前我們的團隊只有二十人，世界上有太多地方需要。衛生教育要從小做起，根基要打穩。例如小學生必須要養成勤洗手的習慣，不是等到腸病毒、登革熱病毒出來了才宣導，事先的預防，勝過事後的補救。病根種下去，就來不及了。為何不做預防的動作呢？

小朋友從小在學校吃營養午餐，老師在吃，學生也在吃。我認為，要吃真正的營養餐，不一定是要吃到飽，吃到飽的，不是營養餐，叫做毒餐。外包團體到學校做的

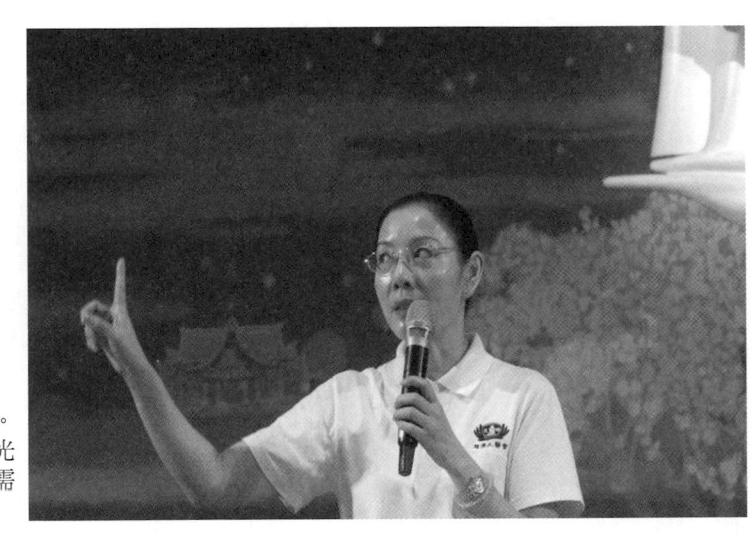
張醫師示範眼操。舉凡白內障、青光眼、度數高者皆需做眼操。

菜，可用測試紙，一測就知道油有沒有問題？測試裏面的東西，有沒有細菌？廠商也可以自己測試，學校也可自行檢測。

學生每天喝的水量應該多少？才不會引起感冒。因為小朋友是國家未來的棟樑，一定要從小開始衛生教育及養成良好習慣，國小一年級，身高體重多少？水該如何喝？程序如何？溫度多少？才不會燙到，45℃就好。每位小朋友需要的營養午餐，應該攝取的量是多少？都必須有限制及規範，一旦好習慣養成了，就不容易生病。

英國的小孩，從小在學校就有洗眼睛的習慣，老師會教，因為要預防近視，從小做起，我認為值得做，但台灣的經濟條件不夠，還是可以透過衛教。衛教可以教很多的東西，學校老師可以先學會，然後教導學生如何使用，可以請家長協助小孩來做，帶回家，用多少cc的水？冷熱水各多少？父母親可以協助，其實不難，方法對了，多做幾遍，就熟能生巧。只要師生家長有此觀念，履行就不困難。學生可以帶回學校來給老師檢查。學校與家庭一起協力，衛教就可以養成更多良好的習慣，讓疾病遠離。

你對衛教的看法？臨床經驗的重要性？

我做衛教已經十幾年了。在雪梨認識我先生，三年後在英國結婚，當時我三十一歲。四十歲時，一九九五年來台灣。第一次衛教是在我們家親戚開的診所，那天，剛好我在，有一位師父，水腫，很年輕。她看完診，正要走了。我就說：「師父，如果妳不介意，我來幫妳把一下脈。」把完後，我請她每日早上空腹喝300cc的水，水溫55℃，當時雖然是夏天，但感冒一定要用這個溫度，熱熱的喝下去，才有殺菌功能，然後我開了食物單，請她先吃三個月，結果衛教了三個月，她真的好了。因當時電話不好聯繫，好不容易聯絡上了，師父跟我說：「我現在，渴跟水腫的問題都解決了，但是月經來時，頭會有點暈。」我因為要知道她的脈，必須親自見面才行。

後來我去了一趟嘉義，從那以後，師父說可不可以請我來精舍看診，但是我說：

「因為我沒有台灣的醫師執照，只有國外的醫師執照，我的把脈是家中祖傳的，不能在台灣行醫，我不開藥，也不收錢。」師父說：「這個我們最喜歡。」我是這樣開始衛教的。為了師父，不能讓她斷了把脈，就這樣開始，等師父身體漸漸康復了，她就介紹我去精舍做衛教，從那之後，我的知名度就漸漸打開了。大部分的師父的身體也不好，因為愛吃花生米。花生米如果沒有保存好，會產生黃麴毒素。若沒料理好，吃太多，身體很容易出問題。

九二一的第二年，我懷孕了，懷孕後準備要生小孩，我不想給別人帶，因為有了小孩，時間不好安排，那時還不能加入慈濟。因為進入慈濟要上課、要訪視。我是等女兒國小五年級才進去。在這之前，我以家庭為主，家人、孩子最重要。

進入慈濟後，因為上人的鼓勵，希望我能持續做衛教，讓更多的人知道，怎麼吃才健康？每個人天天都在吃，都要色香味濃的東西，當身體異常了，這些色香味濃的東西，全都是傷害身體的東西，就要開始節制了。我的臨床經驗，都來自對患者的衛教，除了我本身把脈的天賦，再加上父親食療的教導，我可以幫助一些患者，透過食物單的飲食方式，重新恢復健康。

有些傳統的觀念，認為罹癌及得病，與因果有關，你認同嗎？

我認為的因果是，「吃錯食物」是因，「生病了」是果。種什麼因，得什麼果。比方有些農民，就是種西瓜，長期吃西瓜，胃癌就出來了。農民西瓜賣不出去，就自己吃。我們生病，都是吃出來的，都是因為食物。食物吃入體內就是你的因，身體出現其他異常的警訊就是果。再不重視，果就更深了。本來果是淺的，慢慢就變深了。要把握當下因果，所有癌症患者，加工品與醃製品都不能吃了。若是吃對食物了、找對醫師了，種了善的因，就會結好的果。

基因是會遺傳的。你吃的東西，可能十年之內沒有問題，但十年之後，免疫功能下降，或者是二十年之後，你的免疫功能下降，你所吃的東西，會在體內產生病變，這就是因果。當初種的因，現在有了這個果。有的癌隱藏期十年，有的二十年。隨著年齡的增長，人體的抵抗力下降，免疫功能也下降，再加上新陳代謝也慢了，問題就一一跑出來了，這時候就要開始改善食物了。在經過一年、二年、三年，把它重新調整過來，種善因就會得善果。

你今天吃得很清淡，吃對的食物，你的想法也會開始不一樣，個性、脾氣也會不一樣。吃溫和一點，不吃辣椒、胡椒粉，較不會有火爆脾氣。麻辣鍋吃多了，也會有火爆脾氣。火爆脾氣與染色體有關，與家庭遺傳也有關，後天也有很大的關聯。有遺傳，又吃火爆食物，或又吃冰冷的東西，慢慢就會造成火爆的個性。若父母是火爆脾氣，但你吃了溫和或較清淨的東西，火爆脾氣也會慢慢往下降，也有年輕人個性不衝動的，擁有好脾氣。除了跟遺傳有關，也跟吃的食物有關。

你看一個人吃的動作，就可以看出來他的脾氣。吃飯應該不多話，飯有飯神，這是神學。古時候傳下來的，現在要革新，要以現實的東西來講，吃飯慢慢吃，可以默數嚼幾下，練習專注，嚼久一點，再吞下去，我們的胃比較好消化。在講話時，食物直接吞，可能整塊吞下去，胃的負擔就大了，原本口腔該做的工作移到胃去了，胃的工作量就更大了。吃飯時，咀嚼與吃的東西，統統皆有一定的關聯，最後會影響到整個人身體的狀態。

有些人，雖然吃得慢，但當你在講話，胃會變大，食物吞下去，胃要磨很久，就容易胃酸，吃飯的時候，沒有注意飯水分離，也會產生胃酸。一邊吃飯，一邊說話，一邊喝水，會更糟，整個胃酸就跑出來了。吃太快的人，雖然不講話，但對胃也不好。癌症患者，先天條件與後天條件，都要加在一起，後天與他的生活習慣有一定的關聯。所以，癌症患者，坦白講，對食物還是非常小心的，十有八九，都有點憂鬱，都會知道吃東西要注意，但他的注意是，食物有沒有乾淨？看上去，只是注意外表，而不是注意這東西的源頭，來自哪裏？

比方說，一堆食物雜亂的放在那裏，他就不會去吃，但如果乾淨漂亮的擺在那裏，他就會去吃，可是食物的源頭在哪裏，他並不知道，可能也不在意。有些菜，零零落落的放在路邊，農藥就快沒了，但美容菜，卻很多農藥，吃久了，息肉就慢慢長出來了，非一朝一夕，而是日積月累的，當你發現〇・一二三公分的息肉，可能是好幾年累積的，〇・五六公分，可能是十年來累積的。

照我的食物單吃，息肉就會慢慢消失，若沒有吃，最後一定是去醫院割掉，即使割掉了，如果你的飲食習慣及食物內容仍然沒有改變，它還是一樣會長出來。一定要改變食物，才不會長。這就是因果關係。食物可以改變一個人的個性。若你今天吃炸的，跟你吃辣的，是一樣的道理，吃了會爆躁。吃冰的，也是會爆躁。吃辣的，血液循環快，身體若有受傷的地方，血液就跑不快，一旦失衡，就會影響人體，影響了人體，就會影響情緒，容易失控。

中年人，喜歡喝酒。喝酒，也會爆躁，適度的喝酒，只能喝葡萄酒。喝一點，可以幫助血液循環。我所謂的適度，是指四十幾歲的人可以喝，但五十歲以上的人喝，就不能叫適度了。因為，他所有的血管都會不通，只在可以循環的地方循環，若是靜脈癌，就塞住了。在佛教裏，酒是不沾的，因為酒，也會使人爆躁，當酒進入了血管，就通的比較快，有些地方如果沒有通，就開始爆躁了，情緒會反彈，很多的狀況，皆來自於食物。今天喝了酒，有的過量，有的沒過量，這個人如果常常運動，稍微喝一點酒，血管就比較通，但若過量，也是會傷害身體的。

過量的運動也不行，比方說，明明你是六十歲的人，還要學四十歲的人，走快走。若一不小心，很容易運動傷害。因為六十歲的人，身體手腳的機能，沒有四十歲時的好跟靈活。登山對年紀大的人的膝蓋也不好，六十歲以上，建議可慢走，不要快走，做一些基本的操，活動筋骨就可以了。千萬不要去跑馬拉松，否則因果很快就會產生。什麼年齡，做什麼運動，不能逞強。

你的家人是否也依循你的飲食原則？

美食當前，很難抗拒。我的先生之前沒有照我的食物單吃，他很隨性，喜歡吃各種各樣的食物，無法控制口慾，是外食族，從前年輕，身體很好，沒有問題。他因為工作的關係，經常要出國，飲食沒辦法得到好的照顧。久而久之，隨著年齡的漸漸增長，身體機能也開始老化了，有一天，他也病倒了，有三高，不能走路了，然後住院。現在，他完全照我的食物單吃，改變了飲食的內容及習慣，三高才完全降下來。

所以我常說，不是重症的人不要來看我，原因在於，當你的身體尚未走到窮途末路時，還有很多假設空間，還有很多轉彎嘗試的機會。但是重症患者，因為經過了醫院的治療，吃了很多藥，身體很多機能已被藥物控制或破壞，直到無效，或者體能每況愈下，這時候，來看我，經過我的把脈，可以全然理解患者的問題及身體的狀況，透過衛教，照我的食物單吃，三個月後，身體就有很大的改善，體力漸漸恢復，皮膚漸漸亮麗，有了力氣，也有了笑容，終於理解，食物原來對我們的影響如此之大，吃對了，就恢復健康。

女兒從小就是依照我的食物單吃，養成良好的習慣，選擇對的食物，對身體不好的東西，盡量避免，認識食物是最重要的，一旦有了這些飲食的知識，身體力行，避免貪食，以後就不會有疾病的問題。現在我女兒比我還高，她今年十四歲，一六三公分。我的先生一七五公分。我想我女兒還是會繼續長高。

運動是否配合飲食？你如何看待？

每一個來看我的患者，我都需要他們運動。除了癌症患者，我沒有叫他們運動，是因為他們做過化療後，已經沒有力氣了，所有好的細胞已經很弱了，但以後身體逐漸好了還是要做運動。不同的癌症患者，都有不同的運動，但有的是雷同的，肝、腸胃、腎臟患者的運動有雷同，只是按摩的方式與地方不一樣。一定要搭配運動，才會好得快。

運動最好是在清晨，天一亮，早上太陽還沒出來，一直到太陽差不多出來了，這段時間，最適合做運動，這時植物就會吐出氧氣，我們人體吸收了，就能提神醒腦。運動一小時，完全吸收氧氣。有些人睡得晚，起床後，匆匆跑去，時間都太晚了。夏天早上的十點是不能運動的，匆匆跑去公園，反而容易中暑。做運動必須要有一定的時間，下午四點，也容易中暑。中午吃過飯，不能馬上坐下來，要再走一走，在家深呼吸吐氣，依照食物單飲食，一定要配合運動。

我的第二本書，會專門教大家怎麼運動？做哪些操？對身體有益。

第一，是眼操。眼睛不好的人，要做眼操。有白內障、青光眼、眼壓高、常看電視、常看電腦、常看手機的文字工作者，一定要做眼操。視力會從五百度降到二百度，一千度降到三百度。眼操，有分開刀者與沒開刀者，做法不同。開刀者做小圈，沒開刀者做大圈。我有個患者，原來近視八百度，做了眼操後，每月換眼鏡，度數已經降下來了。小孩在家做功課，建議父母幫小孩調鬧鐘，時間一到就做，左三圈右三圈。

第二，是耳操。耳朵平衡感有問題的人、常游泳的人、耳背遺傳、耳神經系統脆弱、吃很多油的人，耳朵聽不到，就要做耳操。做耳操的優點是，原來耳朵會一直嗞嗞叫的耳鳴就沒有了。耳朵的聽力會逐漸明朗，耳朵末稍神經會帶動起來。

其它，還有「推手、切手、雲手」等體操。可預防肝癌、腎臟癌及肥大。腰、脾、胃、胰臟，都同在腹腔，做操可以預防病變，已經有問題的，做操可以不讓它再復發。「提肛」體操，是為了維護男性的攝護腺，女性則是維護子宮、陰道及卵巢。

「自我牽引」，可以防止淋巴腺瘤，顏下的淋巴、腰間骨的淋巴，與脊椎、頸椎，成一條線，這是自我牽引。做了這體操，可以預防將來有這些問題產生，如果已經得病了，做了也會慢慢好轉。肺腺癌患者，可以預防，若已經得病了，做了操就不復發。「自我牽引」的深呼吸、吐氣，與一般人的深呼吸吐氣方式不一樣，怎麼吸氣、吐氣，是嘴巴，還是鼻子？吸到什麼程度？吐要吐到哪裏？時間長短，有一定的數字。

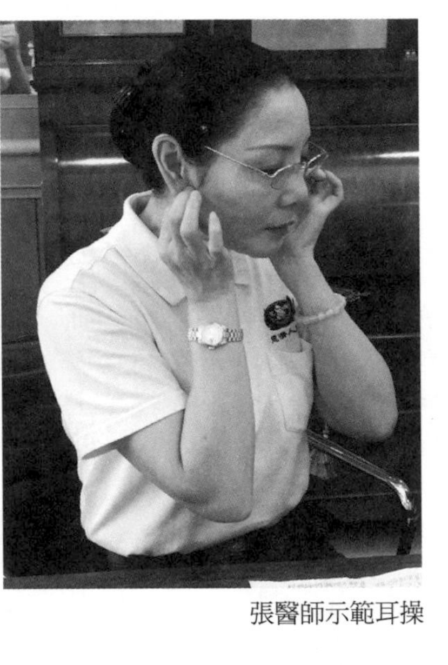

張醫師示範耳操

我是外表看起來柔，真正練功做操是四十幾歲才開始的。其實，每一項做操，父親都有教，只是我以前都沒用。後來，我又重新拿來複習。印象最深刻的是，有一次，在香港，看到有人被搶，搶匪騎捷安特，我當時，把包背著，用腿去踹搶匪，幫助了那個被搶的人，因為我的腿很有力，我是先柔再剛，柔中帶剛。回來後，我就開始練操，唯有自己懂得防衛，才能安全。太瘦弱，容易被欺侮。練操練了十幾年，每天都做，身體非常好。

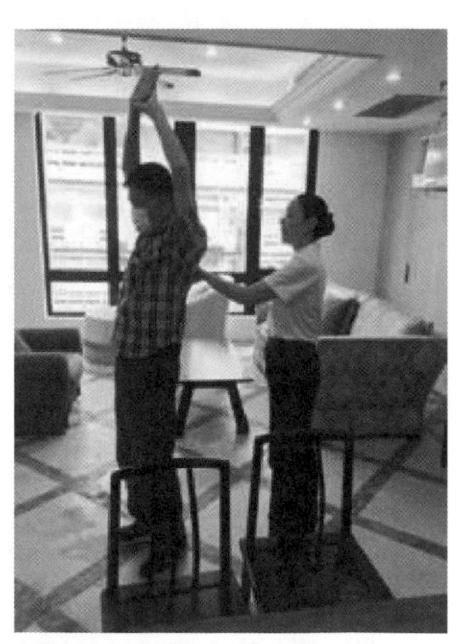
張醫師指導患者做「自我牽引」

什麼樣的運動，你最推薦？為什麼？

所有運動都很好，但都要預防。例如打網球的人，有網球肘，右手使用過度，肩膀一定受傷。游泳過度的人，耳朵會進水，因為耳塞做得不好，可改用植物性的海綿。每個人耳構不同，時間累積久了之後，游泳健將的耳朵都會有問題。正常的情況，耳朵是乾的。做游泳設備的人，應該要製作得更完善，更符合人體適用。中風的人去游泳，復健更快。登山要看年齡，五十歲以上不宜，與大腿粗細無關，是關節會受不了。

我最推薦做操，「推手、切手、雲手、自我牽引」，可預防脊椎、頸椎、骨刺、淋巴腺瘤。做到手麻了，就可以了。

推手，可以預防胰臟癌、肝癌。用腰部的力量推，腰跟著走，不是用手，做對才不會受傷。每個人都要學會，現在胰臟癌特別多。

雲手，是防範治療，治療腎臟、胃、脾、肝。做此操，每個器官都會按摩運動到，做久了，皮膚會透亮，一直持續做，就會有感受。腳尖一定要踮，手向上拉，要做對才行，每回十次，收到丹田。以上都應該作為每天的日課。

有些人做運動會抽筋，有些人睡覺也會抽筋，特別在半夜，怎麼辦？抽筋那天，肯定是吃了香菇、筍、西瓜、香蕉、芭蕉。如果你這兩天沒吃，一周內就不會抽筋。如果當下抽筋了，就要拉筋。你可以站起來，一隻腳拉，不抽也讓你抽，腳拉直，然後輕輕放下，腳尖向下，然後抬起來，去拉，抽過筋後，以後就不會抽了。還可以練習踮腳尖走路，三十秒就不抽筋了，每天練習五分鐘。拉筋動作，拉到最後，會自動伸縮。對於老人家，登不起來，很費力，可能是一種折磨。抽筋還是要分年輕人或老人家，消除的方法各有不同。

運動不順暢的人，有可能是骨質疏鬆，缺鈣。可以補充堅果類，如腰果、核桃、松子、夏威夷豆，但不能吃多，只能吃幾顆。肥胖的人，只能吃三顆，夏威夷豆一顆，腰果二顆，其它留給別人吃，不要自己一個人吃完。一顆二顆是治療的，每天吃，量就很大了。一定要限量。

睡眠的重要性

現代醫學界普遍認為睡眠是一種主動過程，目的是為恢復精力而做出合適的休息，由專責睡眠及覺醒的中樞神經管理。在睡眠時人腦並沒有停止工作，只是換了模式，使身體可以更有效儲存所需的能量，並對精神和體力做出補充。睡眠亦是最好的休息方法，既能保持身體健康和補充體力，亦可提高工作能力。

睡眠占掉我們三分之一的生命，人會花這麼多的時間睡覺，可見睡眠一定有其重要性。長期不睡覺，免疫系統會關閉，皮膚會潰爛，也容易死於細菌的感染。人在睡眠時，大腦會分泌多種的重要神經傳導物質，如血清張素和正腎上腺素。這兩種單胺類的神經傳導物質和記憶有關，所以睡飽了，記憶效果要比半夜來得強。如果希望孩子長得高，晚上一定要讓他睡得夠，因為生長激素也是在晚上分泌的。如果睡眠不足，學習新知的能力會變得遲鈍、記憶力會下降、注意力也會不集中，還有，情緒也會不穩定。

所以，若欠缺適量的睡眠，將有可能導致一些後遺症，如白天嗜睡、情緒不穩定、憂鬱、壓力、焦慮、免疫力降低、判斷力減退、失去邏輯思考力、工作效率下降等。而現代生活中，都市人大多工作繁忙，因此較常出現以上的問題。反之，在鄉下的人則能較輕鬆生活，並獲得適量的睡眠，因此較少出現上述的問題。

睡眠不好的人，容易煩惱，脾氣會急躁，煩惱很多，就容易得憂鬱症、做事情緒化、對人信任度降低。睡不好的人，脾氣特別大，因為晚上無法安眠，肝臟無法良好運作，白天若有點累了，別人說到什麼，你可能有點嫌煩，自然而然情緒就跑出來，這就是睡眠沒睡好的緣故。如果照我的食物單飲食，晚上睡前二小時吃奇異果，比較好代謝，若是葷食者，攝入的油脂較多，即使吃奇異果，代謝也比較慢，要吃五六顆才有效，但吃太多會把人吃死。這也是為什麼，我會請大家吃素的原因，就在這裏。

我偶爾晚睡，除非有事，否則我不會晚睡。第二天若有事，要早睡早起，睡前一小時吃奇異果，會更快有睡意。睡眠時間很重要，最晚十一點三十分要上床睡覺，若睡不著，就是蛋白質還沒有代謝掉，這時可以吃一顆奇異果，一顆要慢慢吃，不要一口吃完，吃五分鐘，吃完刷牙，看一下電視，就有睡意了。

身體的作息為何？對健康的影響？

我的生活作息很規律，早晨五點十分起床，第一，先喝水400cc。五點二十分上洗手間、洗臉刷牙、挑選衣服。然後將晚上要換洗的衣服放入洗衣機。六點泡麥片、把水果處理好、分類好，家中的四人份，還有中午的。若我要去做衛教，就把自己的菜帶上，飯也要處理好。然後，拜拜，因家中設有祖先牌位，每日要拜。然後練十分鐘的功。七點送女兒上學。八點上班。四點下班，接我女兒，然後回家做菜，因我女兒喜歡吃我煮的菜。

古人云：「日出而做，日入而息。」是有道理的。身體的運作，除了食物的營養要均衡，工作與休息也要均衡。該工作的時候工作，該運動的時候運動，該吃飯的時候吃飯，該睡覺的時候睡覺，該與朋友交誼的時候要交誼，該與家人互動的時候要互動。每一個環節缺一不可。這樣身心靈才能得到充分的滿足，人才不會生病。有時候生病，不是身體的病，而是心裏的病。

在學校求學時，會碰到一些挫折與壓力。在工作職場上，也會碰到同儕、或上司給的壓力，工作不順利時，也會有挫折，情緒也會受到影響。回到家中，若有伴侶或家人，可以互相傾吐，互相安慰，心情得到安撫跟慰藉，人就平靜了。所以，我們的身體作息應該要正常，不只是肉體的、還有心靈的。唯有身心靈全面的健全，才是真正的健康。

有些人，口欲不滿足，有些人性欲不滿足，有些人知識的獲得不滿足，有些人靈魂不滿足，有些人運動不滿足，我們人類有各種的不滿足，都必須找到出口。如果我們理解人體的作息，有一定的能量，用久了就會沒電，沒了電，就要充電，睡眠休息就是最好的充電，等電力充飽了，又是美好的一天。人應該學習知足，知足常樂，凡事都要平衡，過度的耗損，都會早衰。

當季的食物最好，如何看待冷凍食物，是否可以替換？

當季的水果最好。如果是冷凍的食物，最好是沒有污染的。把蔬菜冷凍就不行。有些根莖類的蔬果是可以冷凍的。冷凍食物幾乎是肉類的冷凍，蔬菜冷凍馬上就會爛掉。我不建議。但蔓越莓是可以冷凍的，不會失去花青素，因為「質」還在，裏面的成分還在。動物類的肉品，一定要冷凍，否則容易腐壞。我建議大家不要吃葷的，因為吃葷的，到了一定年紀，所有的問題，都會跑出來，百分之百。有些食物，如凍豆腐、凍海帶，這些冷凍的食物可以吃，但冷凍期，最好不要超過十五天。

不是當季的食物，最好不要吃，冷凍的也不要吃。當季節在改變，土地也在改變，但我們的肉眼看不到。長出來的食物，很可能是夏季的，不是冬季的。如果現在是秋天，我們就吃秋天的蔬果。如果現在是冬天，我們就吃冬天的蔬果。春天也有春天的，即使時間短，但也有那十五天的蔬果可吃。最好大家都能分辨春夏秋冬四季的蔬果，替換著吃，最好是當季的。（請參考本書第七十四頁）

有些蔬果可以冷凍，有些蔬果不方便冷凍。藍莓可以冷凍，要吃前，先取出，在常溫下會變軟，軟了就可以吃了。蘋果就不能冷凍，若冷凍，取出來退冰，整個就爛掉了、變質了。可以冷藏，但不是冷凍。

有些進口的水果，如澳大利亞的橘子，竟然會在台灣夏天的市場上看到。橘子應該是冬天的水果（產季十一月至一月，為期三個月。）通常夏天是看不到的，可是我們竟然可以在超市看到這些進口水果，特別是澳大利亞，與我們的時序剛好顛倒，我們台灣夏天，他們正好是冬天，我們冬天，他們則是夏天，所以我們隨時隨地都可以吃到進口水果，也就亂了時序。這些水果可以吃，但是不要吃太多。因為我們是生長在台灣，應該要吃台灣在地的蔬果，我們的環境與國外的環境不同，土地與人的生息，完全不同，他們可以吃，我們不見得可以吃。我們可以吃的，他們也未必可以吃。這是大自然的規律，這是造物主的神奇與美意。

陽光、空氣、水對生物最重要，你認為對嗎？還有什麼是更重要的？

陽光、空氣、水，是萬物生存的三大必要條件。缺一不可。其中，水，又格外重要。沒有水，會乾死的。沒有陽光，還好。沒有空氣可以呼吸，會死。沒有陽光，關在密室，沒關係。但是，沒有空氣，沒有水分，就會死掉。

在非洲，白天陽光出來，會曬死人。到了晚上就涼了，且晚上的時間長。人沒有陽光，還好。但是，植物沒有陽光就會死，我們就沒有東西可吃了，動物就無法生存。若是暫時的沒有陽光，沒有關係，比方說，修行者閉關修行好幾年不出來，只要有空氣、有食物、有水，還是可以活著。但是，植物要行光合作用，才會吐出氧氣，我們人體吸入才能正常活動。

現在的環境，空氣不是很好，汽機車排放量，產生二氧化碳。冷氣機、油煙機等等，造成空氣品質的惡化。如果我們愛護地球，地球的空氣就會比較新鮮。然而，在目前空氣品質不佳的狀態下，我們更要吃對食物，讓我們的肺部內，少一點塵蟎。住在六輕附近，空氣肯定不好，那麼家裏就要種樹，樹很重要，可以吸收二氧化碳，且樹一定要被陽光曬到，才能行光合作用，才會吐出氧氣，才能淨化我們呼吸的空氣。一定要良性的循環，其中有一環節有問題，就會打折。

本來大自然就是完好的，是我們人類過度開發，過度研發，人類在追求文明的過程，從農業社會，轉到工業社會，就把天然轉成了工業化、機械化，這些化學的、物理的變化，都是為了讓人類生活更方便，但是在追求方便的生活下，我們就必須付出代價，因此，食物也出現問題了，空氣也出現問題了，水也出現問題了，地球暖化，溫度升高，陽光的紫外線也讓人擔憂，出門沒有防曬也不行。什麼都有問題了。本來萬物生存的三要件，現在恐怕都成為危害人體致命的三劇毒了。

你最大的願望是什麼？有何近、中、遠程目標嗎？

先說遠程的目標。我最大的願望，是希望全球都吃素。人類要愛護地球，地球這位母親已經在哭了。現在很多人，還在燒金紙、吃肉。燒金紙是傳統，但這地球已暖化嚴重，應該要盡量避免。我希望全球吃素，原因是這些動物排放的二氧化碳太多了，我們再去養牠，牠就會排放更多的糞便，而這些糞便就會造成更多的污染，地球的暖化會更加嚴重，所以我希望大家吃素，良善的循環，身體才會健康。

如果每個人都吃素，吃對了，身體就會健康，吃錯了，身體就會不健康。很多人質疑，吃素會健康嗎？有人說，素菜內沒有B12。雞蛋內的蛋白有些含量，糙米內也有微量B12。海裏的植物，比方海帶、珊瑚草、海帶芽，這裏面都含有植物性蛋白質，也有B12，但是科學仍無法證明。

我吃了這麼多年的素食，沒有覺得身體哪裏不行，也沒有缺乏什麼東西，問題都在這B12如何取得。除了飲食之外，關鍵在於自己的運動，有運動，才會代謝的更好，把不好的東西代謝掉。B12在植物裏，量雖然不多，但慢慢累積起來，也就夠了，在花青素裏面也有。

B群的營養品，我不建議吃，因為外面的膠囊，就是屬於葷的。魚肝油就是葷的，吃多了，對心臟不好，不好代謝，油脂太多，如果每天早晨吃兩粒，長期吃，這一年累積下來有多少？再加上，現代人每天的運動量不夠，若每天兩顆，運動二個小時，可能就代謝掉了。但若沒有運動，就沒有代謝。

總之，我的願望是，希望全球都吃素，讓地球不要暖化的這麼快、動物的排放量不要這麼大、化學的東西不要那麼多。現在很多東西，都用化學來取代。吃對食物就不容易生病。很多癌症病患吃葷的，如果說葷食內有B12，即使有B12，還是生病了。所以問題在，有沒有正確的依照我的食物單來吃，吃的順序和數量，都有關係，順序不能顛倒，數量不能多也不能少，要剛剛好。

其次，近程的目標，是衛教優先，我希望癌症患者的數量，能降至最低，依照我開的食物單來吃，一定會改善。隱性的患者，我希望他能改變飲食，照我建議的食物單吃，以後就不會發生癌症等問題。我的女兒，對我的幫助很大。我的先生也希望我不要被人誤解。我女兒認為，母親始終在付出，而人生本來就是應該要付出。她的觀念正確，因為從小開始，看我一直在忙於做衛教。我也很樂意做這些事。

最後，中程的目標，是演講。我希望這本書出版後，能夠幫助更多的人，透過我的演講，讓更多人不要再面臨癌症的問題。癌症是我們這個時代的產物。本來造物者給我們的就是天然而健康的環境，是我們人類自己破壞到今天這個地步。如果環境已經如此惡劣，我們就要自救，更要了解及認識每種食物的優劣、成份及功效。有些東西我們誤食了，是可以解的，這些方法，我會放在我的第三本書中。我的第一本書，會著重在癌症病患的飲食，常見的十大癌症，什麼該吃？什麼不該吃？我會一一分述在下一章。我的第二本書，也會談到其他癌症，應該怎麼吃，特別會強調運動做操，除了吃對食物之外，再加上一些適當的體操，癌症會好得更快。以上內容，都會是我在未來各場的演講中的重點，希望大家都能受益，遠離疾病。最起碼看了我的書，都能自保，都能健康長壽，活得自主、活得有尊嚴。

第二章 吃對食物

什麼該吃？什麼不該吃？

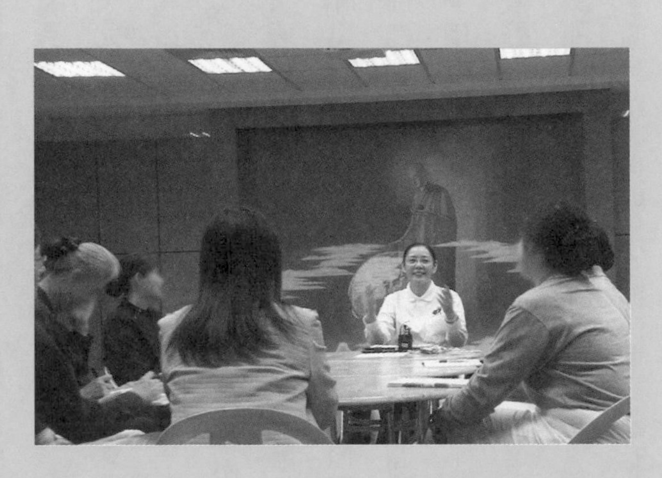

一、十大癌症

根據衛生福利部統計民國一〇三年國人罹患十大癌症依序是：1.肺癌、2.肝癌、3.大腸直腸癌、4.女性乳癌、5.口腔癌、6.前列腺癌、7.胃癌、8.胰臟癌、9.食道癌、10.子宮頸癌。

患者一定要經過醫院的檢查，證實的報告，請醫生做治療，然後照張醫師的食物單吃，以後就不會復發，除非沒有照著吃。如果是第三、四期很嚴重的癌症患者，一定要戴口罩，口罩使用四小時即更換，體外已隔絕的二氧化碳，就不會再進入身體內，非常重要。癌症患者，最好不要戴騎摩托車用的口罩，因為患者本身呼吸道，已有問題，喘氣各方面都氣力不足，帶厚的口罩，氣就上不來。最好戴一次性的口罩，但也必須要四個小時更換一次，因為長時間戴，二氧化碳及雜質已經爆滿了，細菌也已經滿了，用過的口罩，一定要摺好捲成小球放在密封袋內，才不會擴散。請隨身攜帶密封袋收好，這也是一種環保，保護自己，也保護周遭的人。

很多人不太喜歡戴口罩，比方坐高鐵、捷運，特別是有些年輕人，明明鼻子都還在流鼻涕、吸鼻水，但就是不戴口罩。還有些女士化了妝，口罩戴上去，粉會掉，也不願意戴，如此會造成更大的困擾，有可能把病毒傳染給別人，因其本身的抵抗力弱，倘若坐在隔壁的人是一個重症患者，如B肝、肝癌、肺癌的、肺病、肺氣腫的人，正好在你旁邊，那你就會全然吸收，病情就會加重。原以為自己很年輕，怎麼感冒已過了十五天以上，還不見好轉，即使已加重到體內，也不知道，以為吃點藥就可以好了，這就是為什麼有些病，吃了十天、二十天的藥，還有後遺症，且時間拖延很長。

萬一，在這方面沒有重視，就會二度感冒，這就是病毒性的感染，傷害就更深了，若抵抗力弱，以後感冒的機率就變高，鼻子就老是一直在抽，還以為那是鼻竇炎，屬於過敏，醫生可能會誤解，其實是患者誤導了醫生，將他以過敏、鼻竇炎治療，患者就吃過敏及鼻竇炎的藥，造成後面很大的困擾。病根是他一開始就已經注下的，沒有去重視這一塊，其實，只要小小的一個口罩，就可以把這些病毒都隔絕了，沒有後患，雖然是一個小小的口罩，但作用這麼大。

為什麼很多人就是不願意去戴口罩，他原想吸新鮮空氣，但沒想到邊上隔壁竟是重症患者。而且，現在我們的空氣品質非常差，如果沒有把體內的髒空氣排掉、用食物去代謝，累積到最後，就變成十大癌症了。大家對吃的東西很不安，對空氣很不安，中獎率相對增高。

◆**樣本參考：張醫師的食物重健衛教諮詢單　年　月　日（第　次）**

姓名：	性別：	年齡：	身分：
血壓： / mmHg		身高： cm	電話：
脈搏：		體重： Kg	複詢日：//
自述			
建議	此單僅提供從飲食方法，調整體質，若有疾病，請至醫院定期健檢。下次複詢，請攜帶此單及醫院檢驗檢查報告。（此單限本人使用）		
以下主食皆可吃到飽（餐與餐中間餓時，再吃主食及配菜），餐後水果請依順序吃。			

早餐	午餐
主食： 麥片（大燕麥片即沖即溶），以100℃熱開水燜泡約五分鐘即可食。 勿再添加其他任何東西！ **餐後水果：** ○蘋果　顆（去皮）　○聖女小蕃茄　顆 ○芭樂　顆（去皮）　○巨峰葡萄　顆（去皮、籽） ○火龍果　顆（大）	**主食：** **配菜：** 芥蘭菜（＋薑）、青江菜（＋薑）、A菜、皇宮菜、秋葵、綠花椰、大陸妹、油菜（去花）、紅莧菜、紅鳳菜、菠菜、豌豆苗、大小黃瓜、地瓜葉、龍鬚菜、牛蒡（醬滷八角）、黑木耳（醬滷八角）、豆包（醬滷八角）、節瓜、紅白蘿蔔（＋薑，醬滷八角）、水蓮菜、青椒、紅甜椒、綠苦瓜、山苦瓜、長年菜、荸薺、洋蔥（紫）、珊瑚藻、海帶（芽）、佛手瓜、冬瓜、南瓜、空心菜、絲瓜。 □所有菜都要燙過。 **餐後水果：** ○蘋果　顆（去皮）　○聖女小蕃茄　顆　○芭樂　顆（去皮） ○巨峰葡萄　顆（去皮、籽）○火龍果　顆（大）

晚餐	每日喝水量	運動
主食：同午餐。 **配菜**： 白花椰菜、高麗菜、葫瓜、白莧菜、長豆、四季豆、奶油白菜、小白菜、白苦瓜。 □所有菜都要燙過。 **餐後水果**： 飯後／睡前＿＿＿＿，吃＿＿＿＿顆，綠色奇異果（去皮）；其他水果禁食。	一天共喝＿＿＿＿cc，早晨空腹＿＿＿＿cc，水溫＿＿＿＿℃， 早餐過後每半小時內＿＿＿＿cc，水溫＿＿＿＿℃。 **午晚餐飯水分離**（早餐不用）：飯前一小時開始不喝水，飯後一小時再喝水，飯中不喝湯、水，其餘時間要注意飲水量，睡前三小時，勿再飲水。	□眼操：大／小圈，早：左＿＿圈，右＿＿圈， 午：左＿＿圈，右＿＿圈， 晚：左＿＿圈，右＿＿圈，每轉一圈閉眼三秒。 □耳操：耳垂（後／前）順逆各按十下，抖動雙耳垂十下，往外拉，一天十五分鐘。 □其它：

禁食
蔬菜類：菇類、筍類（含筊白筍、玉米筍、蘆筍、青花菜筍）、芋頭、馬鈴薯、地瓜、玉米、栗子、菱角、山藥、蔥、薑（湯）、辣椒。 **水果類：**香蕉、芭蕉、百香果、鳳梨、西瓜、榴槤、芒果、龍眼、水蜜桃、哈密瓜、荔枝、柑橘類（檸檬、柳丁、香吉士、葡萄柚、文旦）。 **豆製品：**豆干、豆漿、毛豆、臭豆腐、油豆腐、麵腸、百頁豆腐、豆腐、花豆、黑豆、皇帝豆。 **澱粉類：**米粉、冬粉、麵線、油飯、粽子、餅乾、粿類、麻糬、麵、麵包、蘿蔔糕、碗粿、鍋貼、水餃、蛋糕、饅頭、包子、蛋餅、漢堡。 **其它：**含糖製品、冰品、飲料、咖啡、炸物、葷素料加工品、丸子、紅毛苔、海苔、香腸、火鍋、巧克力、麻油、苦茶油、亞麻仁籽、芥花油。 **醃漬品：**梅子、泡菜、蘿蔔乾、梅乾菜、豆豉、醬菜、豆腐乳、甘樹子、鹹鴨蛋、皮蛋、醋。 **所有堅果類和五穀類。** **葷食：**牛、羊、雞、鴨、鵝、豬、魚、蝦、蟹、蚌、蛤、蚵。

備註

◆牛蒡、黑木耳、菠菜不可以同一天吃，牛蒡及黑木耳不要一起滷喔！若每天有吃黑木耳者，可於星期六日停吃黑木耳，改牛蒡或菠菜。

◆菠菜與豆腐、豆包不能一起煮，不要同一天吃。

◆感冒時，所有水果都要先暫停吃。

◆飯菜比例，一碗飯配一碗菜，或二碗飯配一・五碗菜。

◆每種配菜，最好在一周內輪流吃到，營養才會均衡。

□口罩應四小時更換一次。

□早上／下午____點，新鮮黑木耳約手掌大，洗淨撕片，放入陶瓷碗，加150cc純水，以瓷碟蓋好，蒸軟熟後吃，不可調味。

□早上／下午____點，新鮮白木耳____朵，切碎放入砂鍋加水煮軟後熄火，再放入新鮮百合____朵，燜十五分後吃，不可調味。

____種煮成____天份（碗），一星期吃____天，天天／每周／隔周吃。

□冬補，____月~____月，紅棗____顆，黑棗____顆，龍眼乾____顆，東洋蔘____片，枸杞____顆，以熱開水沖泡，可回沖，當水喝。

□月經來時，以有機黑糖一塊，沖泡300cc熱開水，一天一次，喝至月經結束。

□每月初一、十五喝四神湯，一帖四神，勿加其它料，煮成二碗湯，早上九點、下午三點各喝一碗。

註：此食物重健衛教諮詢單，根據每個人的體質、脈象，有所不同。需經張醫師衛教後方能食用。

1、肺癌（肺腺癌）

肺癌就是肺腺癌，有一點區別，但我治療方式是一樣的。肺癌，十有八九，周遭的環境有問題，空氣不好，有塵蟎。家裏長期做麵粉的，都是因為粉塵進入體內。養雞場的、長期煮菜的、炒菜的、做自助餐的，家庭主婦炒菜時最好戴口罩。

肺腺癌，還有一種是油漆工、做木工家俱的、吸二手煙的，第一手煙得肺腺癌的並不是很多。炸燒餅油條的，吃的人也會、炸的人也會，大鍋的油去炸，從事這類工作的人，長久下來，肺都不會很好，都會有問題，有的是家族遺傳，有以上問題，都要戴口罩。

▼**建議：**

此食物單僅提供從飲食方法，調整體質，若有疾病，請至醫院定期健檢。若有機會，經過張醫師的衛教，把過脈，每個人會有自己特別的食物單。若尚未給張醫師衛教者，可參考以下所列飲食，恢復健康。

可食

以下主食皆可吃到飽（餐與餐中間若餓時，再吃主食及配菜），餐後水果請依順序吃。

早餐

主食：

麥片（大燕麥片即沖即溶），已經過化療或標靶的患者，早晨吃麥片可添加秋薑黃粉（一咖啡匙），以100℃熱開水燜泡約五分鐘即可食。

▼有高血壓的患者或孕婦，不能吃薑黃粉。

▼若化療中，要吃水煮蛋（土雞蛋用砂鍋煮）補充蛋白質，不能吃蛋黃，只能吃蛋白，早上吃麥片的時候一起吃，一周吃五天，一天吃二顆。

餐後水果：

①聖女小蕃茄三顆，②無花果一顆，③藍莓五顆。

小番茄及藍莓的洗滌方式：請用洗糙米的第二泡水來洗淨，不要用第一泡水，因為第一泡的水，恐帶有農藥殘留。藍莓的頭，請用牙刷輕輕刷洗即可。

無花果可以自己種，到花市場去買種子，回家種，一棵不貴，便宜又新鮮。

▼水果不能吃太多，太甜，會激發癌細胞，全然吸收。

水果份量不能多，也不能少。吃多了代謝會緩慢，吃少了代謝不起來。

早上九點，吃白木耳加百合。準備一朵的白木耳，一朵的百合，將白木耳切一半，百合切一半，做三天的分。煮法很重要，用小砂鍋，把半朵的白木耳，切碎，放水三碗半，半朵可煮三天的量，煮好，每天喝一碗（用吃飯的碗，八分滿），不加糖，什麼都不能加，專門針對肺腺癌的人。

煮法：水放入，先大火，再小火，白木耳煮稠了，直接放百合，燜十分鐘就好了。舀一碗起來吃，其它，第二天、第三天吃，第三天過後，再來煮另外半朵，就是一周吃六天，周一至周六。周日要休息一天，不用吃。下一周，就依照此方式，一直重複下去。早餐吃一小碗，七分滿，連續吃三個月，會見效。

早上十點，若餓，可以吃紫糙米麩。

喝亞培安素，可補充蛋白質。（所有癌症患者只要做化療、標靶或電療者都要補充。）

午餐

主食：

糙米。若肺腺癌，人瘦，做過化療或標靶的人，體力不夠，如身高160cm，體重45kg，請吃糙米二分之一，紫糙米二分之一（要無農藥、無化肥的），加在一起煮，不要用鋁鍋。

請加二瓣生大蒜，一瓣約大拇指大小，切薄片，請用瓷刀切，才不會氧化，配飯吃。

經醫師診斷，如果缺蛋白質，可吃一顆水煮蛋，只能吃蛋白，不能吃蛋黃。

肺腺癌第三、四期的患者，盡量不要用不鏽鋼鍋炒菜，請用砂鍋炒，去燜煮。若是零期、第一期或第二期，盡量用304不鏽鋼鍋炒菜。癌症患者，幾乎都要用砂鍋去煮，不一定要黑色的，白色、象牙色亦可。

配菜：

皇宮菜、地瓜葉、紅鳳菜、水蓮菜。（一周吃三次）

其它季節菜可一周輪流吃，如菠菜、青江菜（＋薑）、A菜、秋葵、綠花椰、大陸妹、油菜（去花）、紅莧菜、豌豆苗、大小黃瓜、黑木耳（醬滷八角）、豆包(醬滷八角）、節瓜、紅白蘿蔔（＋薑，醬滷八角）、綠苦瓜、山苦瓜、長年菜、荸薺、洋蔥（紫）、珊瑚藻、海帶（芽）、佛手瓜、冬瓜、南瓜、空心菜、絲瓜、川七、山蘇、大白菜、高山娃娃菜、豌豆莢、扁豆、蘿蔔嬰、麥芽苗、蓮藕、白花椰菜、高麗菜、葫瓜、白莧菜、長豆、四季豆、奶油白菜、小白菜、白苦瓜、茄子。（註：所有蕨類的菜，含香菜、九層塔，都要燙過。）

買蔬菜，如菠菜、空心菜，不要買長的，盡量買短的。短的，較沒有農藥，長的有農藥。

餐後水果：

①火龍果六分之一顆（大），②櫻桃三顆，③聖女小蕃茄三顆。

小番茄及櫻桃的洗滌方式：請用洗糙米的第二泡水來洗淨，不要用第一泡水，因為第一泡的水，恐帶有農藥殘留。

晚餐

主食：

糙米二分之一，紫糙米二分之一。

紫糙米裏，有很多花青素，可以去代謝。

請加一瓣生大蒜，一瓣約大拇指大小，切薄片，請用瓷刀切，才不會氧化，配飯吃。

配菜：

同午餐。可增：白花椰菜、芥蘭菜、豆包。

餐後水果：

肺癌、肺腺癌患者，晚上不可以吃水果。

三個月以後，只要是季節的水果，及其它季節的蔬菜，都要輪流吃到。

每日喝水量：

如果患者是身高165cm，體重45kg

一天共喝約2000cc（※如果是肺積水的患者，一天飲水量減至1000cc）

早晨空腹300cc，水溫45℃
早餐過後每半小時內200cc，水溫45℃。
夏天水溫45℃，冬天水溫55℃
（請參考本書第七十三頁飲水量表，根據每個人的身高體重有所不同。）

▼提醒：
午晚餐飯水分離（早餐不用）：飯前一小時開始不喝水，飯後一小時再喝水，飯中不喝湯、水，其餘時間要注意飲水量，睡前三小時，勿再飲水。

◆運動
癌症患者做過化療、標靶、電療，在治療中，需要做眼操，可預防白內障及視力下降。
①眼操：白內障，有開刀者做小圈，沒開刀者做大圈。
大圈（距離超過肩膀畫圈），早：左六圈，右六圈，午：左三圈，右三圈，晚：左六圈，右六圈，每轉一圈閉眼三秒。
小圈（距離在臉四周圍畫圈），早：左六圈，右六圈，午：左三圈，右三圈，晚：左六圈，右六圈，每轉一圈閉眼三秒。

②耳操：如果聽力有下降或有耳鳴者，必須做耳操。耳垂（後／前）順逆各按十下，抖動雙耳垂十下，往外拉，一天十五分鐘。

③其它：每一種癌症都有預防操，請見張醫師下一本書《食物重健——綜合病的飲食及預防癌症操》，以上運動，皆由張醫師親自示範。

禁食

▼特別提醒：

醃製品、加工品，統統不能吃，三個月不能吃。三個月以後，可以吃，但一周只能吃二至三次。加工品不是不能吃，主要是避免吃到染色的、有色素的，豆類大部分放石灰，患者不宜。蘿蔔糕、冬粉、麵線、油飯、粽子、豆干，都不宜。葷食，三個月內，都不可以吃。等癌細胞都沒了，就可以開放禁食，每次適量，所謂適量，就是一、二塊，不宜多，也要注意是基改或非基改的，基改的都不要吃。

蔬菜類：

菇類、筍類（含筊白筍、玉米筍、蘆筍、青花菜筍）、芋頭、馬鈴薯、地瓜、玉米、栗子、菱角、山藥、蔥、薑（湯）、辣椒。

▼所有的癌症患者，山藥都不能吃，因為有荷爾蒙，會激發癌細胞增長。

馬鈴薯、地瓜，怕發芽，會產生龍葵素（Solanine），有毒。發芽就不要吃了。

水果類：

香蕉、芭蕉、百香果、鳳梨、西瓜、榴槤、芒果、龍眼、水蜜桃、哈密瓜、荔枝、柑橘類（檸檬、柳丁、香吉士、葡萄柚、文旦）。

▼若是當季的水果不用禁，可以自己挑，但量要控制。

夏季水果禁西瓜、荔枝、芒果。

豆製品：

豆干、豆漿、毛豆、臭豆腐、油豆腐、麵腸、百頁豆腐、豆腐、花豆、黑豆、皇帝豆。

▼豆類製品，因部分黃豆都是基因改造的，或加工過程添加防腐劑，不宜食。最

好是吃天然、非基因改造的豆腐，一周吃二次。

澱粉類：

米粉、冬粉、麵線、油飯、粽子、餅乾、粿類、麻糬、麵、麵包、蘿蔔糕、碗粿、鍋貼、水餃、蛋糕、饅頭、包子、蛋餅、漢堡。

▼澱粉類大多為修飾澱粉，麵包則含有泡打粉，皆含有重金屬，不宜食。

其它：

含糖製品、冰品、飲料、咖啡、炸物、葷素料加工品、丸子、紅毛苔、海苔、香腸、火鍋、巧克力、麻油、苦茶油、亞麻仁籽、芥花油。

▼苦茶油、亞麻仁籽油、芥花油等油，除非來源純正，化驗過，否則加工過程，添加物不明，皆不宜食。

醃漬品：

梅子、泡菜、蘿蔔乾、梅乾菜、豆豉、醬菜、豆腐乳、甘樹子、鹹鴨蛋、皮蛋、醋。

所有堅果類和五穀類。

葷食：

牛、羊、雞、鴨、鵝、豬、魚、蝦、蟹、蚌、蛤、蚵。

▼葷食不宜，主要是動物受到環境污染、科學養殖、注射生長激素等因素，體內重金屬過多，人體食入後容易致癌。

***提醒：**

- 牛蒡、黑木耳、菠菜不可以同一天吃，牛蒡及黑木耳不要一起滷喔！若每天有吃黑木耳者，可於星期六日停吃黑木耳，改牛蒡或菠菜。
- 菠菜與豆腐、豆包不能一起煮，不要同一天吃。
- 感冒時，所有水果都要先暫停吃。
- 飯菜比例，一碗飯配一碗菜，或二碗飯配一・五碗菜。
- 每種配菜，最好在一周內輪流吃到，營養才會均衡。
- 口罩應四小時更換一次。
- 以上食物單，最少吃三個月。

2、肝癌

飲食，小小的地方，都要很注意。肝癌最大的問題，就是剛開始。肝癌要切記，晚上不能太晚睡。一個月一、二次，還好，若超過十次，就麻煩了。肝癌，有分B肝、C肝。肝會先長息肉，大一點就是腫瘤，再來就是癌。還沒有到癌症之前，通通都是熬夜所造成的，晚睡造成肝的損壞，肝的功能是供血，若供血的功能弱，我們其他的器官也跟著弱下去。所以，睡眠不好，肝一定會出狀況，有睡眠障礙者，產生肝癌的機率比較高。睡太多也是傷肝，休息過頭了，血要供應沒供應上。少睡了，血也沒供應。

人的睡眠，夠就好，不要超過八個小時，六至七個小時就夠了。但中午一定要補眠，不可以超過一個小時，通常二十分鐘，只要睡沉，就可以了。國小六年級以下的小孩，睡眠都要超過八個小時。還在發育的，可睡九至十個小時，需要休眠。中午午睡至少要四十五分鐘至一個小時，重點是要睡得沉，這是護肝主要的良方。

肝有問題的人，蒜及刺激的東西不要吃，不要刺激它，比方辣椒、大蒜、蔥、生洋蔥，薑還好，經過熱度，已經分解掉一些了。但蔥是沒辦法分解的，很多人喜歡把蔥撒在食物上，吃生蔥，這是造成大腸癌的主因，最大的傷害，一定要避免。又附著在肝上，造成B肝、C肝都跑出來，所以蔥一定要煮熟。不要吃有刺激性的，如生洋蔥，是涼拌的，有刺激性，洋蔥要先燙過，再來涼拌。肝不能受到刺激，辣椒、生蒜頭都不要吃。

▼建議：

此食物單僅提供從飲食方法，調整體質，若有疾病，請至醫院定期健檢。若有機會，經過張醫師的衛教，把過脈，每個人會有自己特別的食物單。若尚未給張醫師衛教者，可參考以下所列飲食，恢復健康。

可食

以下主食皆可吃到飽（餐與餐中間若餓時，再吃主食及配菜），餐後水果請依順序吃。

買蔬菜，如菠菜、空心菜，不要買長的，盡量買短的。短的，較沒有農藥，長的有農藥。

餐後水果：

①蘋果四分之一顆（去皮去籽），②聖女小蕃茄三顆，③芭樂四分之一顆（去皮去籽）。

小番茄的洗滌方式：請用洗糙米的第二泡水來洗淨，不要用第一泡水，因為第一泡的水，恐帶有農藥殘留。

晚餐

主食：同午餐。

配菜：同午餐。

餐後水果：

根據睡眠情況，睡得好的人，可以不吃奇異果。若睡眠情況不佳者，睡前二小時，吃一顆綠色奇異果（去皮）；晚上禁食其它水果。

每日喝水量：

如果患者是身高165cm，體重45kg

一天共喝約2000cc，早晨空腹300 cc，水溫45℃

早餐過後每半小時內200cc，水溫45℃

夏天水溫45℃，冬天水溫55℃

（請參考本書第七十三頁飲水量表，根據每個人的身高體重有所不同。）

▼提醒

午晚餐飯水分離（早餐不用）：飯前一小時開始不喝水，飯後一小時再喝水，飯中不喝湯、水，其餘時間要注意飲水量，睡前三小時，勿再飲水。

◆運動

癌症患者做過化療、標靶、電療，在治療中，需要做眼操，可預防白內障及視力下降。

①眼操：白內障，有開刀者做小圈，沒開刀者做大圈。

大圈（距離超過肩膀畫圈），早：左八圈，右八圈，午：左三圈，右三圈，晚：左六圈，右六圈，每轉一圈閉眼三秒。

小圈（距離在臉四周圍畫圈），早：左八圈，右八圈，午：左三圈，右三圈，晚：左六圈，右六圈，每轉一圈閉眼三秒。

②耳操：如果聽力有下降或有耳鳴者，必須做耳操。

耳垂（後／前）順逆各按十下，抖動雙耳垂十下，往外拉，一天十五分鐘。

③其它：每一種癌症都有預防操，請見張醫師下一本書《食物重健——綜合病的飲食及預防癌症操》，以上運動，皆由張醫師親自示範。

禁食

▼特別提醒：

醃製品、加工品，統統不能吃，三個月不能吃。三個月以後，可以吃，但一周只能吃二至三次。加工品不是不能吃，主要是避免吃到染色的、有色素的，豆類大部分放石灰，患者不宜。蘿蔔糕、冬粉、麵線、油飯、粽子、豆干，都不宜。葷食，三個月內，都不可以吃。等癌細胞都沒了，就可以開放禁食，每次適量，所謂適量，就是一、二塊，不宜多，也要注意是基改或非基改的，基改的都不要吃。

蔬菜類：

菇類、筍類（含筊白筍、玉米筍、蘆筍、青花菜筍）、芋頭、馬鈴薯、地瓜、玉米、栗子、菱角、山藥、蔥、薑（湯）、辣椒。

▼所有的癌症患者，山藥都不能吃，因為有荷爾蒙，會激發癌細胞增長。馬鈴薯、地瓜，怕發芽，會產生龍葵素（Solanine），有毒。發芽就不要吃了。

水果類：

香蕉、芭蕉、鳳梨、西瓜、榴槤、芒果、龍眼、水蜜桃、哈密瓜、荔枝、柑橘類（檸檬、柳丁、香吉士、葡萄柚、文旦）。

▼若是當季的水果不用禁，可以自己挑，但量要控制。夏季水果禁西瓜、荔枝、芒果。

豆製品：

豆干、豆漿、毛豆、臭豆腐、油豆腐、麵腸、百頁豆腐、豆腐、花豆、黑豆、皇帝豆。

▼豆類製品，因部分黃豆都是基因改造的，或加工過程添加防腐劑，不宜食。最好是吃天然、非基因改造的豆腐，一周吃二次。

澱粉類：

米粉、冬粉、麵線、油飯、粽子、餅乾、粿類、麻糬、麵、麵包、蘿蔔糕、碗粿、鍋貼、水餃、蛋糕、饅頭、包子、蛋餅、漢堡。

▼澱粉類大多為修飾澱粉，麵包則含有泡打粉，皆含有重金屬，不宜食。

其它：

含糖製品、冰品、飲料、咖啡、炸物、葷素料加工品、丸子、紅毛苔、海苔、香腸、火鍋、巧克力、麻油、苦茶油、亞麻仁籽、芥花油。

▼苦茶油、亞麻仁籽油、芥花油等油，除非來源純正，化驗過，否則加工過程，添加物不明，皆不宜食。

醃漬品：梅子、泡菜、蘿蔔乾、梅乾菜、豆豉、醬菜、豆腐乳、甘樹子、鹹鴨蛋、皮蛋、醋。

所有堅果類和五穀類。

葷食：牛、羊、雞、鴨、鵝、豬、魚、蝦、蟹、蚌、蛤、蚵。

▼葷食不宜，主要是動物受到環境污染、科學養殖、注射生長激素等因素，體內重金屬過多，人體食入後容易致癌。

▼**提醒**

・牛蒡、黑木耳、菠菜不可以同一天吃，牛蒡及黑木耳不要一起滷喔！若每天有吃黑木耳者，可於星期六日停吃黑木耳，改牛蒡或菠菜。

- 菠菜與豆腐、豆包不能一起煮，不要同一天吃。
- 感冒時，所有水果都要先暫停吃。
- 飯菜比例，一碗飯配一碗菜，或二碗飯配一・五碗菜。
- 每種配菜，最好在一周內輪流吃到，營養才會均衡。
- 口罩應四小時更換一次。
- 以上食物單，最少吃三個月。

3、大腸直腸癌

▼建議：

此食物單僅提供從飲食方法，調整體質，若有疾病，請至醫院定期健檢。若有機會，經過張醫師的衛教，把過脈，每個人會有自己特別的食物單。若尚未給張醫師衛教者，可參考以下所列飲食，恢復健康。

可食

以下主食皆可吃到飽（餐與餐中間若餓時，再吃主食及配菜），餐後水果請依順序吃。

早餐

主食：

麥片（大燕麥片即沖即溶），以100℃熱開水燜泡約五分鐘即可食。勿再添加其它任何東西。

▼若化療中，要吃水煮蛋（土雞蛋用砂鍋煮）補充蛋白質，不能吃蛋黃，只能吃蛋白，早上吃麥片的時候一起吃，一周吃五天，一天吃二顆。

餐後水果：

有便秘的患者：①草莓一顆，②無花果一顆，③奇異果四分之一顆。

沒有便秘的患者：①藍莓六顆，②小蕃茄三顆，③火龍果（紅肉）八分之一顆。

▼火龍果，若大顆八分之一，中顆六分之一，小顆四分之一。每種水果份量剛好，不宜多。

▼水果不能吃太多，太甜，會激發癌細胞，全然吸收。

水果份量不能多，也不能少。吃多了代謝會緩慢，吃少了代謝不起來。

有些醫生建議水果飯前吃，可把前一天吃的先代謝，對便秘好。但是對胃酸過多，或胃痛，或大腸乳動急躁症的患者，就不適合，除非便秘。

小番茄、草莓、藍莓的洗滌方式：請用洗糙米的第二泡水來洗淨，不要用第一泡水，因為第一泡的水，恐帶有農藥殘留。藍莓的頭，請用牙刷輕輕刷洗即可。

早上九點，若餓，可吃美國小薏仁（長得有點像小麥）以100℃熱開水燜泡約十分鐘即可食。

早上十點，喝亞培安素，可補充蛋白質。（所有癌症患者只要做化療、標靶或電療者都要補充。）

午餐

主食：

糙米三分之一，紫糙米三分之一，小麥三分之一，二顆芡實。

芡實，青殼白肉，形如珍珠，味甜美，是養生保健良品，內含豐富的蛋白質、脂肪、醣類、碳水化合物，為睡蓮科食物，既可充肌、食用，也可作為強身治病的良藥。

配菜：

綠花椰、青江菜（＋薑）、豌豆苗、地瓜葉、秋葵。（一周三次）

其它季節菜可一周輪流吃，如A菜、皇宮菜、大陸妹、油菜（去花）、紅莧菜、紅鳳菜、大小黃瓜、黑木耳（醬滷八角）、豆包（醬滷八角）、節瓜、紅白蘿蔔（＋薑，醬滷八角）、水蓮菜、綠苦瓜、山苦瓜、長年菜、荸薺、洋蔥（紫）、珊瑚藻、海帶（芽）、佛手瓜、冬瓜、南瓜、空心菜、絲瓜、川七、山蘇、大白菜、高山娃娃菜、豌豆莢、扁豆、蘿蔔嬰、麥芽苗、蓮藕、白花椰菜、高麗菜、葫瓜、白莧菜、長豆、四季豆、奶油白菜、小白菜、白苦瓜、茄子。（註：所有蕨類的菜，含香菜、九層塔，都要燙過。）

便秘者可多加：黑木耳、非基因改造的豆腐。

買蔬菜，如菠菜、空心菜，不要買長的，盡量買短的。短的，較沒有農藥，長的有農藥。

餐後水果：

①櫻桃二顆，②芭樂六分之一顆（去皮去籽，因為籽不易消化，皮有農藥），③酪梨八分之一顆（去皮，便秘者可沾蜂蜜吃。萬一，不在當季，其它屬於季節性的水果，小顆一顆，大顆則六分之一或八分之一。或新鮮的無花果一顆，不是醃製曬乾的。或木瓜十分之一顆）。

水果的量，根據身高體重，如果血壓高者，糖份不能多攝取。

櫻桃的洗滌方式：請用洗糙米的第二泡水來洗淨，不要用第一泡水，因為第一泡的水，恐帶有農藥殘留。

晚餐

主食：同午餐。

配菜：同午餐。

餐後水果：

根據睡眠情況，睡得好的人，可以不吃奇異果。若睡眠情況不佳者，睡前一小時，吃一顆綠色奇異果（去皮）；晚上禁食其它水果。

每日喝水量：

如果患者是身高165cm，體重45kg

一天共喝約2000cc，早晨空腹300 cc，水溫45℃

早餐過後每半小時內200cc，水溫45℃

夏天水溫45℃，冬天水溫55℃

（請參考本書第七十三頁飲水量表，根據每個人的身高體重有所不同。）

提醒

午晚餐飯水分離（早餐不用）：飯前一小時開始不喝水，飯後一小時再喝水，飯中不喝湯、水，其餘時間要注意飲水量，睡前三小時，勿再飲水。

運動

癌症患者做過化療、標靶、電療，在治療中，需要做眼操，可預防白內障及視力下降。

①眼操：白內障，有開刀者做小圈，沒開刀者做大圈。
大圈（距離超過肩膀畫圈），早：左六圈，右六圈，午：左三圈，右三圈，晚：左六圈，右六圈，每轉一圈閉眼三秒。
小圈（距離在臉四周圍畫圈），早：左六圈，右六圈，午：左三圈，右三圈，晚：左六圈，右六圈，每轉一圈閉眼三秒。

②耳操：如果聽力有下降或有耳鳴者，必須做耳操。
耳垂（後／前）順逆各按十下，抖動雙耳垂十下，往外拉，一天十五分鐘。

③其它：每一種癌症都有預防操，請見張醫師下一本書《食物重健——綜合病的

飲食及預防癌症操》，以上運動，皆由張醫師親自示範。

禁食

特別提醒：

醃製品、加工品，統統不能吃，三個月不能吃。三個月以後，可以吃，但一周只能吃二至三次。加工品不是不能吃，主要是避免吃到染色的、有色素的，豆類大部分放石灰，患者不宜。蘿蔔糕、冬粉、麵線、油飯、粽子、豆干，都不宜。葷食，三個月內，都不可以吃。等癌細胞都沒了，就可以開放禁食，每次適量，所謂適量，就是一、二塊，不宜多，也要注意是基改或非基改的，基改的都不要吃。

蔬菜類：

菇類、筍類（含筊白筍、玉米筍、蘆筍、青花菜筍）、芋頭、馬鈴薯、地瓜、玉米、栗子、菱角、山藥、蔥、薑（湯）、辣椒。

▼所有的癌症患者，山藥都不能吃，因為有荷爾蒙，會激發癌細胞增長。

馬鈴薯、地瓜，怕發芽，會產生龍葵素（Solanine），有毒。發芽就不要吃了。

水果類：

西瓜、芒果、荔枝。

豆製品：

豆干、豆漿、毛豆、臭豆腐、油豆腐、麵腸、百頁豆腐、豆腐、花豆、黑豆、皇帝豆。

▼豆類製品，因部分黃豆都是基因改造的，或加工過程添加防腐劑，不宜食。最好是吃天然、非基因改造的豆腐，一周吃二次。

澱粉類：

米粉、冬粉、麵線、油飯、粽子、餅乾、糕點、粿類、麻糬、麵、麵包、蘿蔔糕、碗粿、鍋貼、水餃、蛋糕、饅頭、包子、蛋餅、漢堡。

▼澱粉類大多為修飾澱粉，麵包則含有泡打粉，皆含有重金屬，不宜食。

其它：

含糖製品、冰品、飲料、咖啡、炸物、葷素料加工品、丸子、紅毛苔、海苔、香腸、火鍋、巧克力、麻油、苦茶油、亞麻仁籽、芥花油。

▼苦茶油、亞麻仁籽油、芥花油等油，除非來源純正，化驗過，否則加工過程，添加物不明，皆不宜食。

醃漬品：

梅子、泡菜、蘿蔔乾、梅乾菜、豆豉、醬菜、豆腐乳、甘樹子、鹹鴨蛋、皮蛋、醋。

所有堅果類和五穀類。

葷食：

牛、羊、雞、鴨、鵝、豬、魚、蝦、蟹、蚌、蛤、蚵。

▼葷食不宜，主要是動物受到環境污染、科學養殖、注射生長激素等因素，體內重金屬過多，人體食入後容易致癌。

提醒

- 牛蒡、黑木耳、菠菜不可以同一天吃，牛蒡及黑木耳不要一起滷喔！
- 若每天有吃黑木耳者，可於星期六日停吃黑木耳，改牛蒡或菠菜。
- 菠菜與豆腐、豆包不能一起煮，不要同一天吃。
- 感冒時，所有水果都要先暫停吃。
- 飯菜比例，一碗飯配一碗菜，或二碗飯配一・五碗菜。
- 每種配菜，最好在一周內輪流吃到，營養才會均衡。
- 口罩應四小時更換一次。
- 以上食物單，最少吃三個月。

4、女性乳癌

男生的乳腺不會增生，而女性的乳房會分泌出奶水，發育當中，要注意有沒有硬塊？洗澡的時候，就開始檢查。二十歲以後，若有硬塊，刺激性的食物，就不要去吃。

▼**建議：**

此食物單僅提供從飲食方法，調整體質，若有疾病，請至醫院定期健檢。若有機會，經過張醫師的衛教，把過脈，每個人會有自己特別的食物單。若尚未給張醫師衛教者，可參考以下所列飲食，恢復健康。

可食

以下主食皆可吃到飽（餐與餐中間若餓時，再吃主食及配菜），餐後水果請依順序吃。

買蔬菜，如菠菜、空心菜，不要買長的，盡量買短的。短的，較沒有農藥，長的有農藥。

餐後水果：

①梨子六分之一顆（去皮去籽），②藍莓六顆，③覆盆子一顆（若非當季，改聖女小蕃茄三顆）。

小番茄及藍莓的洗滌方式：請用洗糙米的第二泡水來洗淨，不要用第一泡水，因為第一泡的水，恐帶有農藥殘留。藍莓的頭，請用牙刷輕輕刷洗即可。

下午二點，若餓，可以吃純黑糙米麩一湯匙（瓷湯匙），放入100℃，150cc的熱開水，攪拌即可食。

晚餐

主食：同午餐。

配菜：同午餐。

餐後水果：

根據睡眠情況，睡得好的人，可以不吃奇異果。若睡眠情況不佳者，睡前二小時，吃一顆綠色奇異果（去皮）；晚上禁食其它水果。

每日喝水量：

如果患者是身高165cm，體重45kg

一天共喝約2000cc，早晨空腹300cc，水溫45℃

早餐過後每半小時內200cc，水溫45℃

夏天水溫45℃，冬天水溫55℃

（請參考本書第七十三頁飲水量表，根據每個人的身高體重有所不同。）

▼**提醒：**

午晚餐飯水分離（早餐不用）：飯前一小時開始不喝水，飯後一小時再喝水，飯中不喝湯、水，其餘時間要注意飲水量，睡前三小時，勿再飲水。

◆運動

癌症患者做過化療、標靶、電療，在治療中，需要做眼操，可預防白內障及視力下降。

①眼操：白內障，有開刀者做小圈，沒開刀者做大圈。

大圈（距離超過肩膀畫圈），早：左六圈，右六圈，午：左三圈，右三圈，晚：左七圈，右七圈，每轉一圈閉眼三秒。

小圈（距離在臉四周圍畫圈），早：左六圈，右六圈，午：左三圈，右三圈，晚：左五圈，右五圈，每轉一圈閉眼三秒。

②耳操：如果聽力有下降或有耳鳴者，必須做耳操。

耳垂（後／前）順逆各按十下，抖動雙耳垂十下，往外拉，一天十五分鐘。

③其它：每一種癌症都有預防操，請見張醫師下一本書《食物重健——綜合病的飲食及預防癌症操》，以上運動，皆由張醫師親自示範。

▼**特別提醒：**

醃製品、加工品，統統不能吃，三個月不能吃。三個月以後，可以吃，但一周只能吃二至三次。加工品不是不能吃，主要是避免吃到染色的、有色素的，豆類大部分放石灰，患者不宜。蘿蔔糕、冬粉、麵線、油飯、粽子、豆干，都不宜。葷食，三個月內，都不可以吃。等癌細胞都沒了，就可以開放禁食，每次適量，所謂適量，就是一、二塊，不宜多，也要注意是基改或非基改的，基改的都不要吃。

蔬菜類：

西洋芹、菇類、筍類（含筊白筍、玉米筍、蘆筍、青花菜筍）、芋頭、馬鈴薯、地瓜、玉米、栗子、菱角、山藥、蔥、薑（湯）、辣椒。

▼所有的癌症患者，山藥都不能吃，因為有荷爾蒙，會激發癌細胞增長。馬鈴薯、地瓜，怕發芽，會產生龍葵素（Solanine），有毒。發芽就不要吃了。

水果類：

香蕉、芭蕉、百香果、鳳梨、西瓜、榴槤、芒果、龍眼、水蜜桃、哈密瓜、荔枝、柑橘類（檸檬、柳丁、香吉士、葡萄柚、文旦）。

▼若是當季的水果不用禁，可以自己挑，但量要控制。夏季水果禁西瓜、荔枝、芒果。

豆製品：

豆干、豆漿、毛豆、臭豆腐、油豆腐、麵腸、百頁豆腐、豆腐、花豆、黑豆、皇帝豆。

▼豆類製品，因部分黃豆都是基因改造的，或加工過程添加防腐劑，不宜食。最好是吃天然、非基因改造的豆腐，一周吃二次。

澱粉類：

米粉、冬粉、麵線、油飯、粽子、餅乾、粿類、麻糬、麵、麵包、蘿蔔糕、碗粿、鍋貼、水餃、蛋糕、饅頭、包子、蛋餅、漢堡。

▼澱粉類大多為修飾澱粉，麵包則含有泡打粉，皆含有重金屬，不宜食。

其它：

花生（油）、含糖製品、冰品、飲料、咖啡、炸物、葷素料加工品、丸子、紅毛苔、海苔、香腸、火鍋、巧克力、麻油、苦茶油、亞麻仁籽、芥花油。

▼苦茶油、亞麻仁籽油、芥花油等油，除非來源純正，化驗過，否則加工過程，添加物不明，皆不宜食。

醃漬品：

梅子、泡菜、蘿蔔乾、梅乾菜、豆豉、醬菜、豆腐乳、甘樹子、鹹鴨蛋、皮蛋、醋。

所有堅果類和五穀類。

葷食：

牛、羊、雞、鴨、鵝、豬、魚、蝦、蟹、蚌、蛤、蚵。

▼葷食不宜，主要是動物受到環境污染、科學養殖、注射生長激素等因素，體內重金屬過多，人體食入後容易致癌。

提醒：

- 牛蒡、黑木耳、菠菜不可以同一天吃，牛蒡及黑木耳不要一起滷喔！
- 若每天有吃黑木耳者，可於星期六日停吃黑木耳，改牛蒡或菠菜。
- 菠菜與豆腐、豆包不能一起煮，不要同一天吃。
- 感冒時，所有水果都要先暫停吃。
- 飯菜比例，一碗飯配一碗菜，或二碗飯配一・五碗菜。
- 每種配菜，最好在一周內輪流吃到，營養才會均衡。
- 口罩應四小時更換一次。
- 以上食物單，最少吃三個月。

5、口腔癌

▼**建議：**

此食物單僅提供從飲食方法，調整體質，若有疾病，請至醫院定期健檢。若有機會，經過張醫師的衛教，把過脈，每個人會有自己特別的食物單。若尚未給張醫師衛教者，可參考以下所列飲食，恢復健康。

可食

以下主食皆可吃到飽（餐與餐中間若餓時，再吃主食及配菜），餐後水果請依順序吃。

早餐

主食：

麥片（大燕麥片即沖即溶），加黑豆水（不要豆子）。將黑豆以100℃熱開水煮開，黑豆呈現淡色時即可，去掉豆子，取出黑豆水沖泡麥片約五分鐘即可食，周一三五吃，周二四六停（改白開水）。

▼口腔癌不能吃雞蛋。患者多轉移到血液及骨髓，吃了會激發癌細胞增生，復發性高。

餐後水果：

①無花果一顆（或枇杷二顆），②聖女小蕃茄十顆，③藍莓十顆。

小番茄及藍莓的洗滌方式：請用洗糙米的第二泡水來洗淨，不要用第一泡水，因為第一泡的水，恐帶有農藥殘留。藍莓的頭，請用牙刷輕輕刷洗即可。

▼水果不能吃太多，太甜，會激發癌細胞，全然吸收。

水果份量不能多，也不能少。吃多了代謝會緩慢，吃少了代謝不起來。

上午九點，喝黑木耳汁（150cc，無糖）。煮法：將手掌大的新鮮黑木耳洗淨，放入陶瓷碗內，用100℃，150cc的熱開水泡，用碟子蓋起來，五分鐘後，黑木耳連湯，一起吃掉。

早上十點，喝亞培安素，可補充蛋白質。（所有癌症患者只要做化療、標靶或電療者都要補充。）

午餐

主食：

紫糙米（純）加二瓣大蒜（每一瓣約大拇指大小），一起煮。

配菜：

黑木耳（醬滷八角）、葫瓜、皇宮菜、水蓮菜、紅蘿蔔、紅鳳菜。（一周三次）。

其它季節菜可一周輪流吃，如青江菜（＋薑）、A菜、秋葵、綠花椰、大陸妹、油菜（去花）、紅莧菜、豌豆苗、大小黃瓜、地瓜葉、豆包（醬滷八角）、節瓜、白蘿蔔（＋薑，醬滷八角）、綠苦瓜、山苦瓜、長年菜、荸薺、洋蔥（紫）、珊瑚藻、海帶（芽）、佛手瓜、冬瓜、南瓜、空心菜、絲瓜、川七、山蘇、大白菜、高山娃娃菜、豌豆莢、扁豆、蘿蔔嬰、麥芽苗、蓮藕、白花椰菜、高麗菜、白莧菜、長豆、四季豆、奶油白菜、小白菜、白苦瓜、茄子。（註：所有蕨類的菜，含香菜、九層塔，都要燙過。）

買蔬菜，如菠菜、空心菜，不要買長的，盡量買短的。短的，較沒有農藥，長的有農藥。

餐後水果：

①木瓜二小塊（去皮去籽），②酪梨二小塊（去皮去籽），③草莓一顆（若非當季，則改藍莓五顆或櫻桃二顆）。

草莓、櫻桃及藍莓的洗滌方式：請用洗糙米的第二泡水來洗淨，不要用第一泡水，因為第一泡的水，恐帶有農藥殘留。藍莓的頭，請用牙刷輕輕刷洗即可。

下午兩點半至三點

點心：喝黑色紫糙米麩一湯匙（瓷湯匙），用100℃，150cc熱開水泡。

水果：①香蕉二分之一根，②香瓜六分之一顆（去皮去籽）。

晚餐

主食：同午餐。

配菜：同午餐。

餐後水果：晚上禁食水果。

每日喝水量：

如果患者是身高165cm，體重45kg

一天共喝約2000cc，早晨空腹300 cc，水溫45℃

早餐過後每半小時內200 c，水溫45℃

夏天水溫45℃，冬天水溫55℃

（請參考本書第七十三頁飲水量表，根據每個人的身高體重有所不同。）

> ▼**提醒：**
> 午晚餐飯水分離（早餐不用）：飯前一小時開始不喝水，飯後一小時再喝水，飯中不喝湯、水，其餘時間要注意飲水量，睡前三小時，勿再飲水。

◆運動

癌症患者做過化療、標靶、電療，在治療中，需要做眼操，可預防白內障及視力下降。

①眼操：白內障，有開刀者做小圈，沒開刀者做大圈。

大圈（距離超過肩膀畫圈），早：左六圈，右六圈，午：左七圈，右七圈，晚：左六圈，右六圈，每轉一圈閉眼三秒。

小圈（距離在臉四周圍畫圈），早：左六圈，右六圈，午：左六圈，右六圈，晚：左六圈，右六圈，每轉一圈閉眼三秒。

②耳操：如果聽力有下降或有耳鳴者，必須做耳操。

耳垂（後／前）順逆各按十下，抖動雙耳垂十下，往外拉，一天十五分鐘。

③其它：每一種癌症都有預防操，請見張醫師下一本書《食物重健——綜合病的飲食及預防癌症操》，以上運動，皆由張醫師親自示範。

禁食

▼特別提醒：

醃製品、加工品，統統不能吃，三個月不能吃。三個月以後，可以吃，但一周只能吃二至三次。加工品不是不能吃，主要是避免吃到染色的、有色素的，豆類大部分放石灰，患者不宜。蘿蔔糕、冬粉、麵線、油飯、粽子、豆干，都不宜。葷食，三個月內，都不可以吃。等癌細胞都沒了，就可以開放禁食，每次適量，所謂適量，就是一、二塊，不宜多，也要注意是基改或非基改的，基改的都不要吃。

蔬菜類：

海帶、菇類、筍類（含筊白筍、玉米筍、蘆筍、青花菜筍）、芋頭、馬鈴薯、地瓜、玉米、栗子、菱角、山藥、蔥、薑（湯）、辣椒。

▼所有的癌症患者，山藥都不能吃，因為有荷爾蒙，會激發癌細胞增長。馬鈴薯、地瓜，怕發芽，會產生龍葵素（Solanine），有毒。發芽就不要吃了。

水果類：

百香果、芭蕉、鳳梨、西瓜、榴槤、芒果、龍眼、水蜜桃、哈密瓜、荔枝、柑橘類（檸檬、柳丁、香吉士、葡萄柚、文旦）。

▼若是當季的水果不用禁，可以自己挑，但量要控制。夏季水果禁西瓜、荔枝、芒果。

豆製品：

豆干、豆漿、毛豆、臭豆腐、油豆腐、麵腸、百頁豆腐、豆腐、花豆、皇帝豆。

▼豆類製品，因部分黃豆都是基因改造的，或加工過程添加防腐劑，不宜食。最好是吃天然、非基因改造的豆腐，一周吃二次。

澱粉類：

米粉、冬粉、麵線、油飯、粽子、餅乾、粿類、麻糬、麵、麵包、蘿蔔糕、碗粿、鍋貼、水餃、蛋糕、饅頭、包子、蛋餅、漢堡。

▼澱粉類大多為修飾澱粉，麵包則含有泡打粉，皆含有重金屬，不宜食。煎蛋不宜食，會產生氯。

其它：

含糖製品、冰品、飲料、咖啡、炸物、葷素料加工品、丸子、紅毛苔、海苔、香腸、火鍋、巧克力、芝麻、麻油、苦茶油、亞麻仁籽、芥花油。

▼苦茶油、亞麻仁籽油、芥花油等油，除非來源純正，化驗過，否則加工過程，添加物不明，皆不宜食。

醃漬品：

梅子、泡菜、蘿蔔乾、梅乾菜、豆豉、醬菜、豆腐乳、甘樹子、鹹鴨蛋、皮蛋、醋。

所有堅果類和五穀類。

葷食：

牛、羊、雞、鴨、鵝、豬、魚、蝦、蟹、蚌、蛤、蚵。

▼葷食不宜，主要是動物受到環境污染、科學養殖、注射生長激素等因素，體內重金屬過多，人體食入後容易致癌。

▼**提醒：**

- 牛蒡、黑木耳、菠菜不可以同一天吃，牛蒡及黑木耳不要一起滷喔！若每天有吃黑木耳者，可於星期六日停吃黑木耳，改牛蒡或菠菜。
- 菠菜與豆腐、豆包不能一起煮，不要同一天吃。

- 感冒時，所有水果都要先暫停吃。
- 飯菜比例，一碗飯配一碗菜，或二碗飯配一・五碗菜。
- 每種配菜，最好在一周內輪流吃到，營養才會均衡。
- 口罩應四小時更換一次。
- 以上食物單，最少吃三個月。

6、前列腺癌

▼**建議：**

此食物單僅提供從飲食方法，調整體質，若有疾病，請至醫院定期健檢。若有機會，經過張醫師的衛教，把過脈，每個人會有自己特別的食物單。若尚未給張醫師衛教者，可參考以下所列飲食，恢復健康。

可食

以下主食皆可吃到飽（餐與餐中間若餓時，再吃主食及配菜），餐後水果請依順序吃。

早餐

主食：

麥片（大燕麥片即沖即溶），加秋薑黃粉二分之一湯匙（咖啡小湯匙），以100℃熱開水燜泡約五分鐘即可食。邊吃麥片，邊吃南瓜子八顆（無加調味料，烘培好的）。

▼若化療中，要吃水煮蛋（土雞蛋用砂鍋煮）補充蛋白質，不能吃蛋黃，只能吃蛋白，早上吃麥片的時候一起吃，一周吃五天，一天吃二顆。

餐後水果：

①聖女小蕃茄七顆，②酪梨二小塊（去皮），③奇異果二分之一顆（去皮）。

▼水果不能吃太多，太甜，會激發癌細胞，全然吸收。

水果份量不能多，也不能少。吃多了代謝會緩慢，吃少了代謝不起來。

小番茄的洗滌方式：請用洗糙米的第二泡水來洗淨，不要用第一泡水，因為第一泡的水，恐帶有農藥殘留。

午餐

早上九點，清蒸南瓜（去皮），大小約二個大拇指加起來，一周二次。

早上十點，喝亞培安素，可補充蛋白質。（所有癌症患者只要做化療、標靶或電療者都要補充。）

主食：

胖的人：吃糙米。

瘦的人：吃紫糙米二分之一，糙米二分之一。

配生蒜頭二瓣（一瓣約大拇指大小，若小顆，食三顆），切薄片，用瓷刀切，不要用不銹鋼刀切，容易氧化。

配菜：

菠菜、地瓜葉、紅莧菜（白莧菜）、A菜、茄子＋九層塔（川燙）、珊瑚藻。（一周三次）。

其它季節菜可一周輪流吃，如青江菜（＋薑）、皇宮菜、秋葵、綠花椰、大陸妹、油菜（去花）、紅鳳菜、豌豆苗、大小黃瓜、黑木耳（醬滷八角）、豆包（醬滷八角）、節瓜、紅白蘿蔔（＋薑，醬滷八角）、水蓮菜、綠苦瓜、山苦瓜、長年菜、荸薺、洋蔥（紫）、海帶（芽）、佛手瓜、冬瓜、南瓜、空心菜、絲瓜、川七、山蘇、大白菜、高山娃娃菜、豌豆莢、扁豆、蘿蔔嬰、麥芽苗、蓮藕、白花椰菜、高麗菜、葫瓜、長豆、四季豆、奶油白菜、小白菜、白苦瓜。（註：所有蕨類的菜，含香菜、九層塔，都要燙過。）

※茄子先切塊泡水，用純淨水浸泡五分鐘，將泡水倒掉，才能煮，去毒性。九層塔只能用三根，川燙後再與茄子炒。

買蔬菜，如菠菜、空心菜，不要買長的，盡量買短的。短的，較沒有農藥，長的有農藥。

珊瑚藻的吃法：涼拌，先用冷水泡開二至三小時，洗淨切段，淋上一點醬油及橄欖油，再加一點香菜。香菜也需要燙過，水燒開，用筷子夾，瞬間川燙上來，就可以了。

香菇可食，但只能吃帽，不能吃蒂。一周吃三次，一次吃一個。

餐後水果：

①蘋果四分之一顆（去皮去籽），②芭樂四分之一顆（去皮去籽），③聖女小蕃茄八顆。

小番茄的洗滌方式：請用洗糙米的第二泡水來洗淨，不要用第一泡水，因為第一泡的水，恐帶有農藥殘留。

下午兩點半

點心：喝黑木耳汁（150cc，無糖）。煮法：將手掌大的新鮮黑木耳洗淨，放入陶瓷碗內，用100℃，150cc的熱開水泡，用碟子蓋起來，五分鐘後，黑木耳連湯，一起吃掉。

晚餐

主食：同午餐（但不能吃大蒜，只有中午吃）。

配菜：同午餐。

餐後水果：

根據睡眠情況，睡得好的人，可以不吃奇異果。若睡眠情況不佳者，睡前二小時，吃一顆綠色奇異果（去皮）；晚上禁食其它水果。

每日喝水量：

如果患者是身高165cm，體重45kg

一天共喝約2000cc，早晨空腹300cc，水溫45℃

早餐過後每半小時內200cc，水溫45℃

夏天水溫45℃，冬天水溫55℃

（請參考本書第七十三頁飲水量表，根據每個人的身高體重有所不同。）

▼**提醒：**

午晚餐飯水分離（早餐不用）：飯前一小時開始不喝水，飯後一小時再喝水，飯中不喝湯、水，其餘時間要注意飲水量，睡前三小時，勿再飲水。

◆運動

癌症患者做過化療、標靶、電療，在治療中，需要做眼操，可預防白內障及視力下降。

①眼操：白內障，有開刀者做小圈，沒開刀者做大圈。

大圈（距離超過肩膀畫圈），早：左六圈，右六圈，午：左三圈，右三圈，晚：左六圈，右六圈，每轉一圈閉眼三秒。

小圈（距離在臉四周圍畫圈），早：左六圈，右六圈，午：左三圈，右三圈，晚：左六圈，右六圈，每轉一圈閉眼三秒。

②耳操：如果聽力有下降或有耳鳴者，必須做耳操。

耳垂（後／前）順逆各按十下，抖動雙耳垂十下，往外拉，一天十五分鐘。

提醒：

1. 不能騎腳踏車。
2. 不可長期騎摩托車。
3. 不能顛簸。做操就會好，深呼吸、提肛、吐氣、放肛。請見張醫師下一本書《食物重健——綜合病的飲食及預防癌症操》，以上運動，皆由張醫師親自示範。

禁食

特別提醒：

醃製品、加工品，統統不能吃，三個月不能吃。三個月以後，可以吃，但一周只能吃二至三次。加工品不是不能吃，主要是避免吃到染色的、有色素的，豆類大部分放石灰，患者不宜。蘿蔔糕、冬粉、麵線、油飯、粽子、豆干，都不宜。葷食，三個月內，都不可以吃。等癌細胞都沒了，就可以開放禁食，每次適量，所謂適量，就是一、二塊，不宜多，也要注意是基改或非基改的，基改的都不要吃。

蔬菜類：

筍類（含筊白筍、玉米筍、蘆筍、青花菜筍）、芋頭、馬鈴薯、地瓜、玉米、栗子、菱角、薏仁、山藥、蔥、薑（湯）、辣椒。

▼所有的癌症患者，山藥都不能吃，因為有荷爾蒙，會激發癌細胞增長。馬鈴薯、地瓜，怕發芽，會產生龍葵素（Solanine），有毒。發芽就不要吃了。

水果類：

香蕉、芭蕉、百香果、鳳梨、西瓜、榴槤、芒果、龍眼、水蜜桃、哈密瓜、荔枝、柑橘類（檸檬、柳丁、香吉士、葡萄柚、文旦）。

▼若是當季的水果不用禁，可以自己挑，但量要控制。夏季水果禁西瓜、荔枝、芒果。

豆製品：

豆干、豆漿、毛豆、臭豆腐、油豆腐、麵腸、百頁豆腐、豆腐、花豆、黑豆、皇帝豆。

▼豆類製品，因部分黃豆都是基因改造的，或加工過程添加防腐劑，不宜食。最好是吃天然、非基因改造的豆腐，一周吃二次。

澱粉類：

所有糯米類、澱粉類都不可以吃，如米粉、冬粉、麵線、油飯、米糕、粽子、餅乾、粿類、麻糬、麵、麵包、蘿蔔糕、碗粿、鍋貼、水餃、蛋糕、饅頭、包子、蛋餅、漢堡。

▼澱粉類大多為修飾澱粉，麵包則含有泡打粉，皆含有重金屬，不宜食。

其它：

含糖製品、冰品、飲料、咖啡、炸物、葷素料加工品、丸子、紅毛苔、海苔、香腸、火鍋、巧克力、麻油、苦茶油、亞麻仁籽、芥花油、煙、酒。

▼苦茶油、亞麻仁籽油、芥花油等油，除非來源純正，化驗過，否則加工過程，

添加物不明，皆不宜食。

醃漬品：
梅子、泡菜、蘿蔔乾、梅乾菜、豆豉、醬菜、豆腐乳、甘樹子、鹹鴨蛋、皮蛋、醋。

所有堅果類和五穀類：
如杏仁、芝麻糖、花生（花生糖、花生油）。

葷食：
牛、羊、雞、鴨、鵝、豬、魚、蝦、蟹、蚌、蛤、蚵。

▼葷食不宜，主要是動物受到環境污染、科學養殖、注射生長激素等因素，體內重金屬過多，人體食入後容易致癌。

提醒：

- 牛蒡、黑木耳、菠菜不可以同一天吃，牛蒡及黑木耳不要一起滷喔！
- 若每天有吃黑木耳者，可於星期六日停吃黑木耳，改牛蒡或菠菜。
- 菠菜與豆腐、豆包不能一起煮，不要同一天吃。
- 感冒時，所有水果都要先暫停吃。
- 飯菜比例，一碗飯配一碗菜，或二碗飯配一·五碗菜。
- 每種配菜，最好在一周內輪流吃到，營養才會均衡。
- 口罩應四小時更換一次。
- 以上食物單，最少吃三個月。

7、胃癌

▼**建議：**

此食物單僅提供從飲食方法，調整體質，若有疾病，請至醫院定期健檢。若有機會，經過張醫師的衛教，把過脈，每個人會有自己特別的食物單。若尚未給張醫師衛教者，可參考以下所列飲食，恢復健康。

可食

以下主食皆可吃到飽（餐與餐中間若餓時，再吃主食及配菜），餐後水果請依順序吃。

早餐

主食：

麥片（大燕麥片即沖即溶），以100℃熱開水燜泡約五分鐘即可食，勿再添加其它任何東西。吃水煮蛋，一顆。（蛋黃不能吃，只吃蛋白。一周四次，周一至周四。）

餐後水果：

①藍莓六顆，②無花果一顆，③香蕉二分之一根。

藍莓的洗滌方式：請用洗糙米的第二泡水來洗淨，不要用第一泡水，因為第一泡的水，恐帶有農藥殘留。藍莓的頭，請用牙刷輕輕刷洗即可。

▼水果不能吃太多，太甜，會激發癌細胞，全然吸收。

水果份量不能多，也不能少。吃多了代謝會緩慢，吃少了代謝不起來。

早上九點，喝百合水，煮法：用小砂鍋放250cc的水，煮開，新鮮百合十大片放入燜十分鐘，百合與湯，一起喝掉。

早上十點，吃紫糙米麩一湯匙（瓷湯匙），無糖、無農藥、無化肥，150cc，100℃開水泡。

喝亞培安素，可補充蛋白質。（所有癌症患者只要做化療、標靶或電療者都要補充。）

午餐

主食：

糙米三分之一，紫糙米三分之一，美國進口小薏仁（小麥）三分之一。

配菜：

皇宮菜、秋葵、黑木耳（醬滷八角）、地瓜葉、水蓮菜、珊瑚藻、海帶（芽）。（一周三次）

其它季節菜可一周輪流吃，如青江菜（＋薑）、A菜、綠花椰、大陸妹、油菜（去花）、紅莧菜、紅鳳菜、豌豆苗、大小黃瓜、豆包（醬滷八角）、節瓜、紅白蘿蔔（＋薑，醬滷八角）、綠苦瓜、山苦瓜、長年菜、荸薺、洋蔥（紫）、佛手瓜、冬瓜、南瓜、空心菜、絲瓜、川七、山蘇、大白菜、高山娃娃菜、豌豆莢、扁豆、蘿蔔嬰、麥芽苗、蓮藕、白花椰菜、高麗菜、葫瓜、白莧菜、長豆、四季豆、奶油白菜、小白菜、白苦瓜、茄子。（註：所有蕨類的菜，含香菜、九層塔，都要燙過。）

▼山藥可以吃，但一周一次。茄子只能中午吃。

買蔬菜，如菠菜、空心菜，不要買長的，盡量買短的。短的，較沒有農藥，長的有農藥。

餐後水果：

①火龍果八分之一顆（大），②枇杷二顆，③木瓜一小塊（每塊十分之一顆）。

▼火龍果，若大顆八分之一，中顆六分之一，小顆四分之一。每種水果份量剛好，不宜多。

下午兩點半至三點

依個人身體狀況補充亞培安素一瓶。

晚餐

主食：同午餐。

配菜：同午餐。

餐後水果：

根據睡眠情況，睡得好的人，可以不吃奇異果。若睡眠情況不佳者，睡前二小時，吃一顆綠色奇異果（去皮）；晚上禁食其它水果。

每日喝水量：

如果患者是身高165cm，體重45kg

一天共喝約2000cc，早晨空腹300cc，水溫45℃

早餐過後每半小時內200cc，水溫45℃

夏天水溫45℃，冬天水溫55℃

（請參考本書第七十三頁飲水量表，根據每個人的身高體重有所不同。）

▼**提醒：**

午晚餐飯水分離（早餐不用）：飯前一小時開始不喝水，飯後一小時再喝水，飯中不喝湯、水，其餘時間要注意飲水量，睡前三小時，勿再飲水。

◆**運動**

癌症患者做過化療、標靶、電療，在治療中，需要做眼操，可預防白內障及視力下降。

①眼操：白內障，有開刀者做小圈，沒開刀者做大圈。

大圈（距離超過肩膀畫圈），早：左六圈，右六圈，午：左三圈，右三圈，晚：左八圈，右八圈，每轉一圈閉眼三秒。

小圈（距離在臉四周圍畫圈），早：左六圈，右六圈，午：左三圈，右三圈，晚：左六圈，右六圈，每轉一圈閉眼三秒。

②耳操：如果聽力有下降或有耳鳴者，必須做耳操。

耳垂（後／前）順逆各按十下，抖動雙耳垂十下，往外拉，一天十五分鐘。

③其它：每一種癌症都有預防操，請見張醫師下一本書《食物重健——綜合病的飲食及預防癌症操》，以上運動，皆由張醫師親自示範。

禁食

▼特別提醒：

醃製品、加工品，統統不能吃，三個月不能吃。三個月以後，可以吃，但一周只能吃二至三次。加工品不是不能吃，主要是避免吃到染色的、有色素的，豆類大部分放石灰，患者不宜。蘿蔔糕、冬粉、麵線、油飯、粽子、豆干，都不宜。葷食，三個月內，都不可以吃。等癌細胞都沒了，就可以開放禁食，每次適量，所謂適量，就是一、二塊，不宜多，也要注意是基改或非基改的，基改的都不要吃。

蔬菜類：

菇類、筍類（含筊白筍、玉米筍、蘆筍、青花菜筍）、芋頭、馬鈴薯、地瓜、玉米、栗子、菱角、蔥、薑（湯）、辣椒。

▼馬鈴薯、地瓜，怕發芽，會產生龍葵素（Solanine），有毒。發芽就不要吃了。

水果類：

蘋果、小蕃茄、芭樂、榴槤、芭蕉、百香果、鳳梨、西瓜、芒果、龍眼、水蜜桃、哈密瓜、荔枝、柑橘類（椪柑、茂谷柑、檸檬、柳丁、香吉士、葡萄柚、文旦）。

▼若是當季的水果不用禁，可以自己挑，但量要控制。

夏季水果禁西瓜、荔枝、芒果。

豆製品：

豆干、豆漿、毛豆、臭豆腐、油豆腐、麵腸、百頁豆腐、豆腐、花豆、黑豆、皇帝豆。

▼豆類製品，因部分黃豆都是基因改造的，或加工過程添加防腐劑，不宜食。最好是吃天然、非基因改造的豆腐，一周吃二次。

澱粉類：

所有糯米類、米粉、冬粉、麵線、油飯、粽子、餅乾、粿類、麻糬、麵、麵包、蘿蔔糕、碗粿、鍋貼、水餃、蛋糕、饅頭、包子、蛋餅、漢堡。

▼澱粉類大多為修飾澱粉，麵包則含有泡打粉，皆含有重金屬，不宜食。

其它：

含糖製品、冰品、冰淇淋、飲料、咖啡、炸物、葷素料加工品、丸子、紅毛苔、海苔、香腸、火鍋、巧克力、麻油、苦茶油、亞麻仁籽、芥花油、芝麻、花生、花生油。

▼苦茶油、亞麻仁籽油、芥花油等油，除非來源純正，化驗過，否則加工過程，

添加物不明，皆不宜食。

醃漬品：梅子、泡菜、蘿蔔乾、梅乾菜、豆豉、醬菜、豆腐乳、甘樹子、鹹鴨蛋、皮蛋、醋。

所有堅果類和五穀類。

葷食：牛、羊、雞、鴨、鵝、豬、魚、蝦、蟹、蚌、蛤、蚵。

▼葷食不宜，主要是動物受到環境污染、科學養殖、注射生長激素等因素，體內重金屬過多，人體食入後容易致癌。

▼**提醒：**

- 蘋果，嚴格禁止。
- 一定要飯水分離。

- 所有酸性的食物，都不能吃。奇異果例外。
- 牛蒡、黑木耳、菠菜不可以同一天吃，牛蒡及黑木耳不要一起滷喔！
- 若每天有吃黑木耳者，可於星期六日停吃黑木耳，改牛蒡或菠菜。
- 菠菜與豆腐、豆包不能一起煮，不要同一天吃。
- 感冒時，所有水果都要先暫停吃。
- 飯菜比例，一碗飯配一碗菜，或二碗飯配一・五碗菜。
- 每種配菜，最好在一周內輪流吃到，營養才會均衡。
- 口罩應四小時更換一次。
- 以上食物單，最少吃三個月。

8、胰臟癌

給張醫師看的患者，胰臟癌特別多。

▼**建議：**

此食物單僅提供從飲食方法，調整體質，若有疾病，請至醫院定期健檢。若有機會，經過張醫師的衛教，把過脈，每個人會有自己特別的食物單。若尚未給張醫師衛教者，可參考以下所列飲食，恢復健康。

可食

以下主食皆可吃到飽（餐與餐中間若餓時，再吃主食及配菜），餐後水果請依順序吃。

早餐

主食：

麥片（大燕麥片即沖即溶），加秋薑黃粉一・五湯匙（咖啡小湯匙），以100℃熱開水燜泡約五分鐘即可食。

▼若化療中，要吃水煮蛋（土雞蛋用砂鍋煮）補充蛋白質，不能吃蛋黃，只能吃蛋白，早上吃麥片的時候一起吃，一周吃五天，一天吃二顆。

餐後水果：

①百香果二分之一顆，②桑椹八顆（若非當季，則換蘋果四分之一顆（去皮去籽）），③金棗一顆（若非當季，則換火龍果八分之一顆（大）），④芭樂四分之一顆（去皮去籽）。

▼火龍果，若大顆八分之一，中顆六分之一，小顆四分之一。每種水果份量剛好，不宜多。

桑椹、金棗的洗滌方式：請用洗糙米的第二泡水來洗淨，不要用第一泡水，因為第一泡的水，恐帶有農藥殘留。

▼水果不能吃太多，太甜，會激發癌細胞，全然吸收。

水果份量不能多，也不能少。吃多了代謝會緩慢，吃少了代謝不起來。

早上十點，喝亞培安素，可補充蛋白質。（所有癌症患者只要做化療、標靶或電療者都要補充。）

午餐

主食：

糙米。若是第二期或第三期患者，蒜頭三瓣切成泥，一口飯，一口菜，裹在菜裏吃。

配菜：

皇宮菜、秋葵、黑木耳（醬滷八角）、地瓜葉、水蓮菜、珊瑚藻、海帶（芽）。（一周三次）

其它季節菜可一周輪流吃，如青江菜（＋薑）、A菜、綠花椰、大陸妹、油菜（去花）、紅莧菜、紅鳳菜、豌豆苗、大小黃瓜、豆包（醬滷八角）、節瓜、紅白蘿蔔（＋薑，醬滷八角）、綠苦瓜、山苦瓜、長年菜、荸薺、洋蔥（紫）、佛手瓜、冬瓜、南瓜、空心菜、絲瓜、川七、山蘇、大白菜、高山娃娃菜、豌豆莢、扁豆、蘿蔔嬰、麥芽苗、蓮藕、白花椰菜、高麗菜、葫瓜、白莧菜、長豆、四季豆、奶油白菜、小白菜、白苦瓜、茄子。（註：所有蕨類的菜，含香菜、九層塔，都要燙過。）買蔬菜，如菠菜、空心菜，不要買長的，盡量買短的。短的，較沒有農藥，長的有農藥。

餐後水果：

①火龍果八分之一顆（大），②柿子四分之一顆（小顆四分之一，大顆五分之一）（若非當季，則以蘋果四分之一顆取代），③鳳梨二小塊（每塊二十分之一顆）。

▼火龍果，若大顆八分之一，中顆六分之一，小顆四分之一。每種水果份量剛好，不宜多。

晚餐

主食：同午餐。

配菜：同午餐。

餐後水果：

根據睡眠情況，睡得好的人，可以不吃奇異果。若睡眠情況不佳者，睡前一小時，吃一顆綠色奇異果（去皮）；晚上禁食其它水果。

每日喝水量：

如果患者是身高165cm，體重45kg

一天共喝約2000cc，早晨空腹300 cc，水溫45℃

早餐過後每半小時內200cc，水溫45℃

夏天水溫45℃，冬天水溫55℃

（請參考本書第七十三頁飲水量表，根據每個人的身高體重有所不同。）

▼**提醒：**

午晚餐飯水分離（早餐不用）：飯前一小時開始不喝水，飯後一小時再喝水，飯中不喝湯、水，其餘時間要注意飲水量，睡前三小時，勿再飲水。

◆運動

癌症患者做過化療、標靶、電療，在治療中，需要做眼操，可預防白內障及視力下降。

①眼操：白內障，有開刀者做小圈，沒開刀者做大圈。

大圈（距離超過肩膀畫圈），每二小時：左三圈，右三圈，每轉一圈閉眼三秒。

小圈（距離在臉四周圍畫圈），每二小時：左三圈，右三圈，每轉一圈閉眼三秒。

②耳操：如果聽力有下降或有耳鳴者，必須做耳操。

耳垂（後／前）順逆各按十下，抖動雙耳垂十下，往外拉，一天十五分鐘。

③其它：每一種癌症都有預防操，請見張醫師下一本書《食物重健——綜合病的飲食及預防癌症操》，以上運動，皆由張醫師親自示範。

禁食

▼特別提醒：

醃製品、加工品，統統不能吃，三個月不能吃。三個月以後，可以吃，但一周只能吃二至三次。加工品不是不能吃，主要是避免吃到染色的、有色素的，豆類大部分放石灰，患者不宜。蘿蔔糕、冬粉、麵線、油飯、粽子、豆干，都不宜。葷食，三個月內，都不可以吃。等癌細胞都沒了，就可以開放禁食，每次適量，所謂適量，就是一、二塊，不宜多，也要注意是基改或非基改的，基改的都不要吃。

蔬菜類：

菇類、筍類（含筊白筍、玉米筍、蘆筍、青花菜筍）、芋頭、馬鈴薯、地瓜、玉米、栗子、菱角、山藥、蔥、薑（湯）、辣椒。

▼所有的癌症患者，山藥都不能吃，因為有荷爾蒙，會激發癌細胞增長。

馬鈴薯、地瓜，怕發芽，會產生龍葵素（Solanine），有毒。發芽就不要吃了。

水果類：

香蕉、芭蕉、西瓜、榴槤、芒果、龍眼、水蜜桃、哈密瓜、荔枝、柑橘類（檸檬、柳丁、香吉士、葡萄柚、文旦）。

▼若是當季的水果不用禁，可以自己挑，但量要控制。夏季水果禁西瓜、荔枝、芒果。

豆製品：

豆干、豆漿、毛豆、臭豆腐、油豆腐、麵腸、百頁豆腐、豆腐、花豆、黑豆、皇帝豆。

▼豆類製品，因部分黃豆都是基因改造的，或加工過程添加防腐劑，不宜食。最好是吃天然、非基因改造的豆腐，一周吃二次。

澱粉類：

米粉、冬粉、麵線、油飯、粽子、餅乾、粿類、麻糬、麵、麵包、蘿蔔糕、碗粿、鍋貼、水餃、蛋糕、饅頭、包子、蛋餅、漢堡。

▼澱粉類大多為修飾澱粉，麵包則含有泡打粉，皆含有重金屬，不宜食。

其它：

含糖製品、冰品、飲料、咖啡、炸物、葷素料加工品、丸子、紅毛苔、海苔、香腸、火鍋、巧克力、麻油、苦茶油、亞麻仁籽、芥花油。

▼苦茶油、亞麻仁籽油、芥花油等油，除非來源純正，化驗過，否則加工過程，添加物不明，皆不宜食。

醃漬品：

梅子、泡菜、蘿蔔乾、梅乾菜、豆豉、醬菜、豆腐乳、甘樹子、鹹鴨蛋、皮蛋、醋。

所有堅果類和五穀類。

葷食：

牛、羊、雞、鴨、鵝、豬、魚、蝦、蟹、蚌、蛤、蚵。

▼葷食不宜，主要是動物受到環境污染、科學養殖、注射生長激素等因素，體內重金屬過多，人體食入後容易致癌。

▼**提醒：**

- 牛蒡、黑木耳、菠菜不可以同一天吃，牛蒡及黑木耳不要一起滷喔！若每天有吃黑木耳者，可於星期六日停吃黑木耳，改牛蒡或菠菜。
- 菠菜與豆腐、豆包不能一起煮，不要同一天吃。
- 感冒時，所有水果都要先暫停吃。
- 飯菜比例，一碗飯配一碗菜，或二碗飯配一・五碗菜。
- 每種配菜，最好在一周內輪流吃到，營養才會均衡。
- 口罩應四小時更換一次。
- 以上食物單，最少吃三個月。

9、食道癌

▼**建議：**

此食物單僅提供從飲食方法，調整體質，若有疾病，請至醫院定期健檢。若有機會，經過張醫師的衛教，把過脈，每個人會有自己特別的食物單。若尚未給張醫師衛教者，可參考以下所列飲食，恢復健康。

可食

以下主食皆可吃到飽（餐與餐中間若餓時，再吃主食及配菜），餐後水果請依順序吃。

早餐

主食：

麥片（大燕麥片即沖即溶），以100℃熱開水燜泡約五分鐘即可食。勿再添加其它任何東西。

▼若化療中，要吃水煮蛋（土雞蛋用砂鍋煮）補充蛋白質，不能吃蛋黃，只能吃蛋白，早上吃麥片的時候一起吃，一周吃五天，一天吃二顆。

餐後水果：

①無花果一顆，②藍莓十五顆，③聖女小蕃茄三顆。

▼水果不能吃太多，太甜，會激發癌細胞，全然吸收。水果份量不能多，也不能少。吃多了代謝會緩慢，吃少了代謝不起來。

早上十點，喝亞培安素，可補充蛋白質。（所有癌症患者只要做化療、標靶或電療者都要補充。）

午餐

胖的人：吃糙米。

瘦的人：吃紫糙米二分之一，糙米二分之一。

配菜：

黑木耳（醬滷八角）、珊瑚藻、水蓮菜、紅莧菜、芥藍菜。（※食道癌患者，若有甲狀腺問題，不可吃珊瑚藻、海帶，可改成大陸妹、葫瓜。）（一周三次）

其它季節菜可一周輪流吃，如青江菜（＋薑）、A菜、皇宮菜、秋葵、綠花椰、大陸妹、油菜（去花）、紅鳳菜、豌豆苗、大小黃瓜、地瓜葉、豆包（醬滷八角）、節瓜、紅白蘿蔔（＋薑，醬滷八角）、綠苦瓜、山苦瓜、長年菜、荸薺、洋蔥（紫）、海帶（芽）、佛手瓜、冬瓜、南瓜、空心菜、絲瓜、川七、山蘇、大白菜、高山娃娃菜、豌豆莢、扁豆、蘿蔔嬰、麥芽苗、蓮藕、白花椰菜、高麗菜、葫瓜、白莧菜、長豆、四季豆、奶油白菜、小白菜、白苦瓜、茄子。（註：所有蕨類的菜，含香菜、九層塔，都要燙過。）

買蔬菜，如菠菜、空心菜，不要買長的，盡量買短的。短的，較沒有農藥，長的有農藥。

餐後水果：

①草莓一顆（非當季，可以葡萄三顆取代），②蘋果二分之一顆（去皮去籽），③聖女小蕃茄三顆。

晚餐

主食：同午餐。

配菜：同午餐。

餐後水果：

根據睡眠情況，睡得好的人，可以不吃奇異果。若睡眠情況不佳者，睡前一小時，吃二分之一顆綠色奇異果（去皮）；晚上禁食其它水果。

每日喝水量：

如果患者是身高165cm，體重45kg

一天共喝約2000cc，早晨空腹300cc，水溫45℃

早餐過後每半小時內200cc，水溫45℃

夏天水溫45℃，冬天水溫55℃

（請參考本書第七十三頁飲水量表，根據每個人的身高體重有所不同。）

▼提醒：

午晚餐飯水分離（早餐不用）：飯前一小時開始不喝水，飯後一小時再喝水，飯中不喝湯、水，其餘時間要注意飲水量，睡前三小時，勿再飲水。

◆運動

癌症患者做過化療、標靶、電療，在治療中，需要做眼操，可預防白內障及視力下降。

①眼操：白內障，有開刀者做小圈，沒開刀者做大圈。
大圈（距離超過肩膀畫圈），早：左六圈，右六圈，午：左六圈，右六圈，晚：左三圈，右三圈，每轉一圈閉眼三秒。
小圈（距離在臉四周圍畫圈），早：左六圈，右六圈，午：左六圈，右六圈，晚：左三圈，右三圈，每轉一圈閉眼三秒。

②耳操：如果聽力有下降或有耳鳴者，必須做耳操。
耳垂（後／前）順逆各按十下，抖動雙耳垂十下，往外拉，一天十五分鐘。

③其它：每一種癌症都有預防操，請見張醫師下一本書《食物重健——綜合病的

飲食及預防癌症操》，以上運動，皆由張醫師親自示範。

禁食

▼**特別提醒：**

醃製品、加工品，統統不能吃，三個月不能吃。三個月以後，可以吃，但一周只能吃二至三次。加工品不是不能吃，主要是避免吃到染色的、有色素的，豆類大部分放石灰，患者不宜。蘿蔔糕、冬粉、麵線、油飯、粽子、豆干，都不宜。葷食，三個月內，都不可以吃。等癌細胞都沒了，就可以開放禁食，每次適量，所謂適量，就是一、二塊，不宜多，也要注意是基改或非基改的，基改的都不要吃。

蔬菜類：

菇類、筍類（含筊白筍、玉米筍、蘆筍、青花菜筍）、芋頭、馬鈴薯、地瓜、玉米、栗子、菱角、山藥、蔥、薑（湯）、辣椒。

▼所有的癌症患者，山藥都不能吃，因為有荷爾蒙，會激發癌細胞增長。馬鈴薯、地瓜，怕發芽，會產生龍葵素（Solanine），有毒。發芽就不要吃了。

水果類：

香蕉、芭蕉、百香果、鳳梨、西瓜、榴槤、芒果、龍眼、水蜜桃、哈密瓜、荔枝、柑橘類（檸檬、柳丁、香吉士、葡萄柚、文旦）。

▼若是當季的水果不用禁，可以自己挑，但量要控制。夏季水果禁西瓜、荔枝、芒果。

豆製品：

豆干、豆漿、毛豆、臭豆腐、油豆腐、麵腸、百頁豆腐、豆腐、花豆、黑豆、皇帝豆。

▼豆類製品，因部分黃豆都是基因改造的，或加工過程添加防腐劑，不宜食。最好是吃天然、非基因改造的豆腐，一周吃二次。

澱粉類：米粉、冬粉、麵線、油飯、粽子、餅乾、粿類、麻糬、麵、麵包、蘿蔔糕、碗粿、鍋貼、水餃、蛋糕、饅頭、包子、蛋餅、漢堡。

▼澱粉類大多為修飾澱粉，麵包則含有泡打粉，皆含有重金屬，不宜食。

其它：

含糖製品、冰品、飲料、咖啡、炸物、葷素料加工品、丸子、紅毛苔、海苔、香腸、火鍋、巧克力、麻油、苦茶油、亞麻仁籽、芥花油。

▼苦茶油、亞麻仁籽油、芥花油等油，除非來源純正，化驗過，否則加工過程，添加物不明，皆不宜食。

醃漬品：梅子、泡菜、蘿蔔乾、梅乾菜、豆豉、醬菜、豆腐乳、甘樹子、鹹鴨蛋、皮蛋、醋。

所有堅果類和五穀類。

葷食：

牛、羊、雞、鴨、鵝、豬、魚、蝦、蟹、蚌、蛤、蚵。

▼葷食不宜，主要是動物受到環境污染、科學養殖、注射生長激素等因素，體內重金屬過多，人體食入後容易致癌。

▼**提醒：**

- 牛蒡、黑木耳、菠菜不可以同一天吃，牛蒡及黑木耳不要一起滷喔！若每天有吃黑木耳者，可於星期六日停吃黑木耳，改牛蒡或菠菜。
- 菠菜與豆腐、豆包不能一起煮，不要同一天吃。
- 感冒時，所有水果都要先暫停吃。
- 飯菜比例，一碗飯配一碗菜，或二碗飯配一・五碗菜。
- 每種配菜，最好在一周內輪流吃到，營養才會均衡。
- 口罩應四小時更換一次。
- 以上食物單，最少吃三個月。

10、子宮頸癌

▼**建議：**

此食物單僅提供從飲食方法，調整體質，若有疾病，請至醫院定期健檢。若有機會，經過張醫師的衛教，把過脈，每個人會有自己特別的食物單。若尚未給張醫師衛教者，可參考以下所列飲食，恢復健康。

可食

以下主食皆可吃到飽（餐與餐中間若餓時，再吃主食及配菜），餐後水果請依順序吃。

早餐

主食：

麥片（大燕麥片即沖即溶），加秋薑黃粉，放一又二分之一湯匙（咖啡小湯匙），以100℃熱開水燜泡約五分鐘即可食。水煮蛋一顆，不吃蛋黃，只吃蛋白，周一至周四，一周吃四次。

▼若化療中，要吃水煮蛋（土雞蛋用砂鍋煮）補充蛋白質，不能吃蛋黃，只能吃蛋白，早上吃麥片的時候一起吃，一周吃五天，一天吃二顆。

餐後水果：

①石榴三十顆（果肉內紅色小籽），若非當季，改藍莓十顆，②蘋果四分之一顆，③香蕉二分之一根。

▼水果不能吃太多，太甜，會激發癌細胞，全然吸收。水果份量不能多，也不能少。吃多了代謝會緩慢，吃少了代謝不起來。

早上十點，喝亞培安素，可補充蛋白質。（所有癌症患者只要做化療、標靶或電療者都要補充。）

午餐

胖的人：吃糙米。
瘦的人：吃紫糙米二分之一，糙米二分之一。

加秋薑黃粉一匙（咖啡匙），直接放在碗飯上食，第二碗不加，加一次即可。

配菜：

扁豆、綠花椰菜、菠菜、地瓜葉、紅椒。（一周三次）

其它季節菜可一周輪流吃，如青江菜（＋薑）、A菜、皇宮菜、秋葵、大陸妹、油菜（去花）、紅鳳菜、豌豆苗、大小黃瓜、豆包（醬滷八角）、節瓜、紅白蘿蔔（＋薑，醬滷八角）、綠苦瓜、山苦瓜、長年菜、荸薺、洋蔥（紫）、海帶（芽）、佛手瓜、冬瓜、南瓜、空心菜、絲瓜、川七、山蘇、大白菜、高山娃娃菜、豌豆莢、蘿蔔嬰、麥芽苗、蓮藕、白花椰菜、高麗菜、葫瓜、白莧菜、長豆、四季豆、奶油白菜、小白菜、白苦瓜、茄子。（註：所有蕨類的菜，含香菜、九層塔，都要燙過。）

買蔬菜，如菠菜、空心菜，不要買長的，盡量買短的。短的，較沒有農藥，長的有農藥。

餐後水果：

①芭樂四分之一顆（去皮去籽），②聖女小蕃茄六顆，③巨峰葡萄三顆（去皮去籽）。

晚餐

主食：同午餐。

配菜：同午餐。

餐後水果：

根據睡眠情況，睡得好的人，可以不吃奇異果。若睡眠情況不佳者，睡前一小時，吃二分之一顆綠色奇異果（去皮）；晚上禁食其它水果。

每日喝水量：

如果患者是身高165cm，體重45kg

一天共喝約2000cc，早晨空腹300cc，水溫45℃

早餐過後每半小時內200cc，水溫45。

夏天水溫45℃，冬天水溫55℃

（請參考本書第七十三頁飲水量表，根據每個人的身高體重有所不同。）

▼**提醒：**

午晚餐飯水分離（早餐不用）：飯前一小時開始不喝水，飯後一小時再喝水，飯中不喝湯、水，其餘時間要注意飲水量，睡前三小時，勿再飲水。

◆**運動**

癌症患者做過化療、標靶、電療，在治療中，需要做眼操，可預防白內障及視力下降。

①眼操：白內障，有開刀者做小圈，沒開刀者做大圈。大圈（距離超過肩膀畫圈），早：左六圈，右六圈，午：左三圈，右三圈，晚：左六圈，右六圈，每轉一圈閉眼三秒。小圈（距離在臉四周圍畫圈），早：左六圈，右六圈，午：左三圈，右三圈，晚：左六圈，右六圈，每轉一圈閉眼三秒。

②耳操：如果聽力有下降或有耳鳴者，必須做耳操。耳垂（後／前）順逆各按十下，抖動雙耳垂十下，往外拉，一天十五分鐘。

③其它：每一種癌症都有預防操，請見張醫師下一本書《食物重健——綜合病的飲食及預防癌症操》，以上運動，皆由張醫師親自示範。

禁食

▼**特別提醒：**

醃製品、加工品，統統不能吃，三個月不能吃。三個月以後，可以吃，但一周只能吃二至三次。加工品不是不能吃，主要是避免吃到染色的、有色素的，豆類大部分放石灰，患者不宜。蘿蔔糕、冬粉、麵線、油飯、粽子、豆干，都不宜。葷食，三個月內，都不可以吃。等癌細胞都沒了，就可以開放禁食，每次適量，所謂適量，就是一、二塊，不宜多，也要注意是基改或非基改的，基改的都不要吃。

蔬菜類：

菇類、筍類（含茭白筍、玉米筍、蘆筍、青花菜筍）、芋頭、馬鈴薯、地瓜、玉米、栗子、菱角、山藥、蔥、薑（湯）、辣椒。

▼所有的癌症患者，山藥都不能吃，因為有荷爾蒙，會激發癌細胞增長。

馬鈴薯、地瓜，怕發芽，會產生龍葵素（Solanine），有毒。發芽就不要吃了。

水果類：

芭蕉、百香果、鳳梨、西瓜、榴槤、芒果、龍眼、水蜜桃、哈密瓜、荔枝、柑橘類（檸檬、柳丁、香吉士、葡萄柚、文旦）。

▼若是當季的水果不用禁，可以自己挑，但量要控制。夏季水果禁西瓜、荔枝、芒果。

豆製品：

豆干、豆漿、毛豆、臭豆腐、油豆腐、麵腸、百頁豆腐、豆腐、花豆、黑豆、皇帝豆。

▼豆類製品，因部分黃豆都是基因改造的，或加工過程添加防腐劑，不宜食。最好是吃天然、非基因改造的豆腐，一周吃二次。

澱粉類：

米粉、冬粉、麵線、油飯、粽子、餅乾、粿類、麻糬、麵、麵包、蘿蔔糕、碗粿、鍋貼、水餃、蛋糕、饅頭、包子、蛋餅、漢堡。

▼澱粉類大多為修飾澱粉，麵包則含有泡打粉，皆含有重金屬，不宜食。

其它：

含糖製品、冰品、飲料、咖啡、炸物、葷素料加工品、丸子、紅毛苔、海苔、香腸、火鍋、巧克力、痲油、苦茶油、亞痲仁籽、芥花油。

▼苦茶油、亞痲仁籽油、芥花油等油，除非來源純正，化驗過，否則加工過程，添加物不明，皆不宜食。

醃漬品：

梅子、泡菜、蘿蔔乾、梅乾菜、豆豉、醬菜、豆腐乳、甘樹子、鹹鴨蛋、皮蛋、醋。

所有堅果類和五穀類。

葷食：

牛、羊、雞、鴨、鵝、豬、魚、蝦、蟹、蚌、蛤、蚵。

▼葷食不宜，主要是動物受到環境污染、科學養殖、注射生長激素等因素，體內重金屬過多，人體食入後容易致癌。

▼**提醒：**

- 牛蒡、黑木耳、菠菜不可以同一天吃，牛蒡及黑木耳不要一起滷喔！若每天有吃黑木耳者，可於星期六日停吃黑木耳，改牛蒡或菠菜。
- 菠菜與豆腐、豆包不能一起煮，不要同一天吃。
- 感冒時，所有水果都要先暫停吃。
- 飯菜比例，一碗飯配一碗菜，或二碗飯配一・五碗菜。
- 每種配菜，最好在一周內輪流吃到，營養才會均衡。
- 口罩應四小時更換一次。
- 以上食物單，最少吃三個月。

二、其他疑難雜症

1、胃食道逆流、胃潰瘍

▼**建議：**

此食物單僅提供從飲食方法，調整體質，若有疾病，請至醫院定期健檢。若有機會，經過張醫師的衛教，把過脈，每個人會有自己特別的食物單。若尚未給張醫師衛教者，可參考以下所列飲食，恢復健康。

可食

以下主食皆可吃到飽（餐與餐中間若餓時，再吃主食及配菜），餐後水果請依順序吃。

早餐

主食：

麥片（大燕麥片即沖即溶），加秋薑黃粉，放三分之一湯匙（咖啡小湯匙），以100℃熱開水燜泡約五分鐘即可食。

餐後水果：

①巨峰葡萄三顆（去皮去籽），②藍莓十顆，③無花果一顆（若非季節，可以火龍果八分之一顆取代）。

▼火龍果，若大顆八分之一，中顆六分之一，小顆四分之一。每種水果份量剛好，不宜多。

水果份量不能多，也不能少。吃多了代謝會緩慢，吃少了代謝不起來。

午餐

胖的人：吃糙米。

瘦的人：吃紫糙米二分之一，糙米二分之一。

配菜：

秋葵、皇宮菜、紅鳳菜、黑木耳（醬滷八角）、珊瑚藻、芥藍菜。（一周三次）

其它季節菜可一周輪流吃，如菠菜、地瓜葉、水蓮菜、海帶（芽）、青江菜（＋薑）、A菜、綠花椰、大陸妹、油菜（去花）、紅莧菜、豌豆苗、大小黃瓜、豆包（醬滷八角）、節瓜、紅白蘿蔔（＋薑，醬滷八角）、綠苦瓜、山苦瓜、長年菜、荸薺、洋蔥（紫）、佛手瓜、冬瓜、南瓜、空心菜、絲瓜、川七、山蘇、大白菜、高山娃娃菜、豌豆莢、扁豆、蘿蔔嬰、麥芽苗、蓮藕、白花椰菜、高麗菜、葫瓜、白莧菜、長豆、四季豆、奶油白菜、小白菜、白苦瓜、茄子。（註：所有蕨類的菜，含香菜、九層塔，都要燙過。）

▼珊瑚藻可加香菜涼拌。香菜要川燙過，加一點醬油及橄欖油。

買蔬菜，如菠菜、空心菜，不要買長的，盡量買短的。短的，較沒有農藥，長的有農藥。

餐後水果：

①酪梨八分之一顆，②枇杷二顆（或榴槤一小條的二分之一，去皮去籽），③藍莓十顆。

▼榴槤吃一個月就要停，因為熱量太高。可換木瓜二塊（每塊十分之一顆）。

晚餐

主食：同午餐。

配菜：同午餐。

餐後水果：晚上禁食水果。

每日喝水量：

如果患者是身高165cm，體重45kg

一天共喝約2000cc，早晨空腹300 cc，水溫45℃

早餐過後每半小時內200cc，水溫45℃

夏天水溫45℃，冬天水溫55℃

（請參考本書第七十三頁飲水量表，根據每個人的身高體重有所不同。）

▼**切記：**

午晚餐飯水分離（早餐不用）：飯前一小時開始不喝水，飯後一小時再喝水，飯中不喝湯、水，其餘時間要注意飲水量，睡前三小時，勿再飲水。

◆運動

①眼操：白內障，有開刀者做小圈，沒開刀者做大圈。

大圈（距離超過肩膀畫圈），早：左三圈，右三圈，午：左三圈，右三圈，晚：左三圈，右三圈，每轉一圈閉眼三秒。

小圈（距離在臉四周圍畫圈），早：左三圈，右三圈，午：左三圈，右三圈，晚：左三圈，右三圈，每轉一圈閉眼三秒。

②耳操：如果聽力有下降或有耳鳴者，必須做耳操。

耳垂（後／前）順逆各按十下，抖動雙耳垂十下，往外拉，一天十五分鐘。

③其它：每一種癌症都有預防操，請見張醫師下一本書《食物重健——綜合病的飲食及預防癌症操》，以上運動，皆由張醫師親自示範。

禁食

特別提醒：

醃製品、加工品，統統不能吃，三個月不能吃。三個月以後，可以吃，但一周只能吃二至三次。加工品不是不能吃，主要是避免吃到染色的、有色素的，豆類大部分放石灰，患者不宜。蘿蔔糕、冬粉、麵線、油飯、粽子、豆干，都不宜。葷食，三個月內，都不可以吃。等癌細胞都沒了，就可以開放禁食，每次適量，所謂適量，就是一、二塊，不宜多，也要注意是基改或非基改的，基改的都不要吃。

蔬菜類：

菇類、筍類（含茭白筍、玉米筍、蘆筍、青花菜筍）、芋頭、馬鈴薯、地瓜、玉米、栗子、菱角、山藥、蔥、薑（湯）、辣椒。

所有的癌症患者，山藥都不能吃，因為有荷爾蒙，會激發癌細胞增長。

馬鈴薯、地瓜，怕發芽，會產生龍葵素（Solanine），有毒。發芽就不要吃了。

水果類：

香蕉、芭蕉、百香果、鳳梨、西瓜、芒果、龍眼、水蜜桃、哈密瓜、荔枝、柑橘類（檸檬、柳丁、香吉士、葡萄柚、文旦）。

▼切記特別禁食檸檬。

豆製品：

豆干、豆漿、毛豆、臭豆腐、油豆腐、麵腸、百頁豆腐、豆腐、花豆、黑豆、皇帝豆。

▼豆類製品，因部分黃豆都是基因改造的，或加工過程添加防腐劑，不宜食。最好是吃天然、非基因改造的豆腐，一周吃二次。

澱粉類：

米粉、冬粉、麵線、油飯、粽子、餅乾、粿類、麻糬、麵、麵包、蘿蔔糕、碗粿、鍋貼、水餃、蛋糕、饅頭、包子、蛋餅、漢堡。

▼澱粉類大多為修飾澱粉，麵包則含有泡打粉，皆含有重金屬，不宜食。

其他：

含糖製品、冰品、飲料、咖啡、炸物、葷素料加工品、丸子、紅毛苔、海苔、香腸、火鍋、巧克力、麻油、苦茶油、亞麻仁籽、芥花油。

▼苦茶油、亞麻仁籽油、芥花油等油，除非來源純正，化驗過，否則加工過程，添加物不明，皆不宜食。

醃漬品：

梅子、泡菜、蘿蔔乾、梅乾菜、豆豉、醬菜、豆腐乳、甘樹子、鹹鴨蛋、皮蛋、醋。

所有堅果類和五穀類。

葷食：

牛、羊、雞、鴨、鵝、豬、魚、蝦、蟹、蚌、蛤、蚵。

▼葷食不宜，主要是動物受到環境污染、科學養殖、注射生長激素等因素，體內重金屬過多，人體食入後容易致癌。

提醒：

- 牛蒡、黑木耳、菠菜不可以同一天吃，牛蒡及黑木耳不要一起滷喔！
- 若每天有吃黑木耳者，可於星期六日停吃黑木耳，改牛蒡或菠菜。
- 菠菜與豆腐、豆包不能一起煮，不要同一天吃。
- 感冒時，所有水果都要先暫停吃。
- 飯菜比例，一碗飯配一碗菜，或二碗飯配一・五碗菜。
- 每種配菜，最好在一周內輪流吃到，營養才會均衡。
- 口罩應四小時更換一次。
- 以上食物單，最少吃三個月。

2、骨質疏鬆退化性關節炎（單一的）

▼**建議：**

此食物單僅提供從飲食方法，調整體質，若有疾病，請至醫院定期健檢。若有機會，經過張醫師的衛教，把過脈，每個人會有自己特別的食物單。若尚未給張醫師衛教者，可參考以下所列飲食，恢復健康。

可食

以下主食皆可吃到飽（餐與餐中間若餓時，再吃主食及配菜），餐後水果請依順序吃。

早餐

主食：

麥片（大燕麥片即沖即溶），加秋薑黃粉，放一湯匙（咖啡小湯匙），以100℃熱開水燜泡約五分鐘即可食。配腰果二顆及松子六顆（無調味的）。無糖芝麻粉二分之一湯匙（咖啡小湯匙）直接放入口中食用。全麥無糖麵包一片。

餐後水果：

①芭樂二分之一顆（去皮去籽），②蘋果二分之一顆（去皮去籽），③巨峰葡萄三顆（去皮去籽）。

▼水果份量不能多，也不能少。吃多了代謝會緩慢，吃少了代謝不起來。早上九點，吃紅豆粉一瓷匙，泡200cc，100℃熱開水。紅豆粉必須是熟的、非基因改造的。

午餐

主食：

胖的人：吃糙米。

瘦的人：吃糙米二分之一，五穀米二分之一。

配菜：

芥藍菜、油菜、紅蘿蔔、海帶（芽）、茄子、川七。（一周三次）

其它季節菜可一周輪流吃，如菠菜、秋葵、皇宮菜、紅鳳菜、黑木耳（醬滷八角）、珊瑚藻、地瓜葉、水蓮菜、青江菜（＋薑）、A菜、綠花椰、大陸妹、紅莧菜、豌豆苗、大小黃瓜、豆包（醬滷八角）、節瓜、白蘿蔔（＋薑，醬滷八角）、綠苦瓜、山苦瓜、長年菜、荸薺、洋蔥（紫）、佛手瓜、南瓜、山蘇、大白菜、高山娃娃菜、豌豆莢、扁豆、蘿蔔嬰、麥芽苗、蓮藕、白花椰菜、高麗菜、葫瓜、白莧菜、長豆、四季豆、奶油白菜、小白菜、白苦瓜。（註：所有蕨類的菜，含香菜、九層塔，都要燙過。）

買蔬菜，如菠菜、空心菜，不要買長的，盡量買短的。短的，較沒有農藥，長的有農藥。

餐後水果：

①柿子四分之一顆（去皮），若非當季，改藍莓十五顆，②蘋果二分之一顆（去皮去籽），③楊桃五分之一顆（去皮）。

晚餐

主食：同午餐。

配菜：同午餐。

餐後水果：

根據睡眠情況，睡得好的人，可以不吃奇異果。若睡眠情況不佳者，睡前一小時，吃二分之一顆綠色奇異果（去皮）；晚上禁食其它水果。

每日喝水量：

冬天喝牛蒡水，三分之一條煮成湯，作為一天的水量（約2000cc），不吃牛蒡。

夏天喝蓮藕水，一截蓮藕煮成一天的水量（約2000cc），不吃蓮藕。

以上周一至周五喝，周六日停喝（可吃菠菜）。連續喝三個月。

▼**提醒：**

午晚餐飯水分離（早餐不用）：飯前一小時開始不喝水，飯後一小時再喝水，飯中不喝湯、水，其餘時間要注意飲水量，睡前三小時，勿再飲水。

◆**運動**

①眼操：白內障，有開刀者做小圈，沒開刀者做大圈。
大圈（距離超過肩膀畫圈），早：左三圈，右三圈，午：左三圈，右三圈，晚：左六圈，右六圈，每轉一圈閉眼三秒。
小圈（距離在臉四周圍畫圈），早：左三圈，右三圈，午：左三圈，右三圈，晚：左六圈，右六圈，每轉一圈閉眼三秒。

②耳操：如果聽力有下降或有耳鳴者，必須做耳操。
耳垂（後／前）順逆各按十下，抖動雙耳垂十下，往外拉，一天十五分鐘。

③其它：每一種癌症都有預防操，請見張醫師下一本書《食物重健——綜合病的飲食及預防癌症操》，以上運動，皆由張醫師親自示範。

禁食

▼**特別提醒：**

醃製品、加工品，統統不能吃，三個月不能吃。三個月以後，可以吃，但一周只能吃二至三次。加工品不是不能吃，主要是避免吃到染色的、有色素的，豆類大部分放石灰，患者不宜。蘿蔔糕、冬粉、麵線、油飯、粽子、豆干，都不宜。葷食，三個月內，都不可以吃。等癌細胞都沒了，就可以開放禁食，每次適量，所謂適量，就是一、二塊，不宜多，也要注意是基改或非基改的，基改的都不要吃。

蔬菜類：

冬瓜、空心菜、絲瓜、菇類、筍類（含筊白筍、玉米筍、蘆筍、青花菜筍）、芋頭、馬鈴薯、地瓜、玉米、栗子、菱角、山藥、蔥、薑（湯）、辣椒。

▼所有的癌症患者，山藥都不能吃，因為有荷爾蒙，會激發癌細胞增長。

馬鈴薯、地瓜，怕發芽，會產生龍葵素（Solanine），有毒。發芽就不要吃了。

水果類：

香蕉、芭蕉、百香果、鳳梨、西瓜、榴槤、芒果、龍眼、水蜜桃、哈密瓜、荔枝、柑橘類（檸檬、柳丁、香吉士、葡萄柚、文旦）。

▼若是當季的水果不用禁，可以自己挑，但量要控制。夏季水果禁西瓜、荔枝、芒果。

豆製品：

豆干、豆漿、毛豆、臭豆腐、油豆腐、麵腸、百頁豆腐、豆腐、花豆、黑豆、皇帝豆。

▼豆類製品，因部分黃豆都是基因改造的，或加工過程添加防腐劑，不宜食。最好是吃天然、非基因改造的豆腐，一周吃二次。

澱粉類：

米粉、冬粉、麵線、油飯、粽子、餅乾、粿類、麻糬、麵、蘿蔔糕、碗粿、鍋貼、水餃、蛋糕、饅頭、包子、蛋餅、漢堡。

▼澱粉類大多為修飾澱粉，麵包則含有泡打粉，皆含有重金屬，不宜食。麵包可吃全麥無糖的。

其它：

含糖製品、冰品、飲料、咖啡、炸物、葷素料加工品、丸子、紅毛苔、海苔、香腸、火鍋、巧克力、麻油、苦茶油、亞麻仁籽、芥花油。

▼苦茶油、亞麻仁籽油、芥花油等油，除非來源純正，化驗過，否則加工過程，添加物不明，皆不宜食。

醃漬品：

梅子、泡菜、蘿蔔乾、梅乾菜、豆豉、醬菜、豆腐乳、甘樹子、鹹鴨蛋、皮蛋、醋。

所有堅果類和五穀類。

葷食：

牛、羊、雞、鴨、鵝、豬、魚、蝦、蟹、蚌、蛤、蚵。

▼葷食不宜，主要是動物受到環境污染、科學養殖、注射生長激素等因素，體內重金屬過多，人體食入後容易致癌。

▼**提醒：**

- 牛蒡、黑木耳、菠菜不可以同一天吃，牛蒡及黑木耳不要一起滷喔！若每天有吃黑木耳者，可於星期六日停吃黑木耳，改牛蒡或菠菜。
- 菠菜與豆腐、豆包不能一起煮，不要同一天吃。
- 感冒時，所有水果都要先暫停吃。
- 飯菜比例，一碗飯配一碗菜，或二碗飯配一・五碗菜。
- 每種配菜，最好在一周內輪流吃到，營養才會均衡。
- 口罩應四小時更換一次。
- 以上食物單，最少吃三個月。

3、高血壓（單一的）

▼建議：

此食物單僅提供從飲食方法，調整體質，若有疾病，請至醫院定期健檢。若有機會，經過張醫師的衛教，把過脈，每個人會有自己特別的食物單。若尚未給張醫師衛教者，可參考以下所列飲食，恢復健康。

可食

以下主食皆可吃到飽（餐與餐中間若餓時，再吃主食及配菜），餐後水果請依順序吃。

早餐

主食：

麥片（大燕麥片即沖即溶），以100℃熱開水燜泡約五分鐘即可食。全麥無糖饅頭二分之一個，中間夾蘿蔔嬰一小撮（約二十條），周一三五吃，周二四六停。

餐後水果：

①聖女小蕃茄十顆，②蘋果二分之一顆（去皮去籽），③小黃瓜三分之一條（去皮去籽）。

▼水果份量不能多，也不能少。吃多了代謝會緩慢，吃少了代謝不起來。

午餐

主食：

胖的人：吃糙米。

瘦的人：吃紫糙米二分之一，糙米二分之一。

配菜：

芥藍菜、青江菜、秋葵、大陸妹、冬瓜、山苦瓜。（一周三次）

其它季節菜可一周輪流吃，如菠菜、皇宮菜、紅鳳菜、黑木耳（醬滷八角）、珊瑚藻、地瓜葉、水蓮菜、海帶（芽）、A菜、綠花椰、油菜（去花）、紅莧菜、豌豆苗、大小黃瓜、豆包（醬滷八角）、節瓜、白蘿蔔（＋薑，醬滷八角）、綠苦瓜、長年菜、洋蔥（紫）、佛手瓜、南瓜、空心菜、絲瓜、川七、山蘇、大白菜、高山娃娃菜、豌豆莢、扁豆、蘿蔔嬰、麥芽苗、蓮藕、白花椰菜、葫瓜、白莧菜、長豆、四季豆、奶油白菜、小白菜、白苦瓜、茄子。（註：所有蕨類的菜，含香菜、九層塔，都要燙過。）

買蔬菜，如菠菜、空心菜，不要買長的，盡量買短的。短的，較沒有農藥，長的有農藥。

餐後水果：

①芭樂四分之一顆（去皮去籽），②酪梨六分之一顆（去皮去籽），③百香果一顆。

▼如果有些水果買不到，請吃當季水果，不要太甜的，量要少。

晚餐

主食：同午餐。

配菜：同午餐。

餐後水果：晚上禁食水果。

每日喝水量：

喝黑豆水，煮一天的量（約2000cc）。黑豆用米杯，裝半杯，水煮開，煮到黑豆的表皮變淺色的。黑豆不可吃。連續喝三個月。

▼**提醒**：

午晚餐飯水分離（早餐不用）：飯前一小時開始不喝水，飯後一小時再喝水，飯中不喝湯、水，其餘時間要注意飲水量，睡前三小時，勿再飲水。

◆**運動**

①眼操：白內障，有開刀者做小圈，沒開刀者做大圈。

大圈（距離超過肩膀畫圈），早：左六圈，右六圈，午：左三圈，右三圈，晚：左六圈，右六圈，每轉一圈閉眼三秒。

小圈（距離在臉四周圍畫圈），早：左六圈，右六圈，午：左三圈，右三圈，晚：左六圈，右六圈，每轉一圈閉眼三秒。

②耳操：如果聽力有下降或有耳鳴者，必須做耳操。耳垂（後／前）順逆各按十下，抖動雙耳垂十下，往外拉，一天十五分鐘。

③其它：每一種癌症都有預防操，請見張醫師下一本書《食物重健——綜合病的飲食及預防癌症操》，以上運動，皆由張醫師親自示範。

禁食

▼特別提醒：

醃製品、加工品，統統不能吃，三個月不能吃。三個月以後，可以吃，但一周只能吃二至三次。加工品不是不能吃，主要是避免吃到染色的、有色素的，豆類大部分放石灰，患者不宜。蘿蔔糕、冬粉、麵線、油飯、粽子、豆干，都不宜。葷食，三個月內，都不可以吃。等癌細胞都沒了，就可以開放禁食，每次適量，所謂適量，就是一、二塊，不宜多，也要注意是基改或非基改的，基改的都不要吃。

蔬菜類：

牛蒡、紅蘿蔔、荸薺、高麗菜、菇類、筍類（含筊白筍、玉米筍、蘆筍、青花菜筍）、芋頭、馬鈴薯、地瓜、玉米、栗子、菱角、山藥、蔥、薑（湯）、辣椒。

▼馬鈴薯、地瓜，怕發芽，會產生龍葵素（Solanine），有毒。發芽就不要吃了。

水果類：

香蕉、芭蕉、鳳梨、西瓜、榴槤、芒果、龍眼、水蜜桃、哈密瓜、荔枝、柑橘類（檸檬、柳丁、香吉士、葡萄柚、文旦）。

▼若是當季的水果不用禁，可以自己挑，但量要控制。

夏季水果禁西瓜、荔枝、芒果。

豆製品：

豆干、豆漿、毛豆、臭豆腐、油豆腐、麵腸、百頁豆腐、豆腐、花豆、黑豆、皇帝豆。

▼豆類製品，因部分黃豆都是基因改造的，或加工過程添加防腐劑，不宜食。最好是吃天然、非基因改造的豆腐，一周吃二次。豆漿可喝半杯（非基改的），一周吃

二次。

澱粉類：

米粉、冬粉、麵線、油飯、粽子、餅乾、粿類、麻糬、麵、麵包、蘿蔔糕、碗粿、鍋貼、水餃、蛋糕、饅頭、包子、蛋餅、漢堡。

▼澱粉類大多為修飾澱粉，麵包則含有泡打粉，皆含有重金屬，不宜食。

其它：

含糖製品、冰品、飲料、咖啡、炸物、葷素料加工品、丸子、紅毛苔、海苔、香腸、火鍋、巧克力、麻油、苦茶油、亞麻仁籽、芥花油。

▼苦茶油、亞麻仁籽油、芥花油等油，除非來源純正，化驗過，否則加工過程，添加物不明，皆不宜食。

醃漬品：

梅子、泡菜、蘿蔔乾、梅乾菜、豆豉、醬菜、豆腐乳、甘樹子、鹹鴨蛋、皮蛋、醋。

所有堅果類和五穀類。

葷食：

牛、羊、雞、鴨、鵝、豬、魚、蝦、蟹、蚌、蛤、蚵。

▼葷食不宜，主要是動物受到環境污染、科學養殖、注射生長激素等因素，體內重金屬過多，人體食入後容易致癌。

▼**提醒**：

- 牛蒡、黑木耳、菠菜不可以同一天吃，牛蒡及黑木耳不要一起滷喔！若每天有吃黑木耳者，可於星期六日停吃黑木耳，改牛蒡或菠菜。
- 菠菜與豆腐、豆包不能一起煮，不要同一天吃。
- 感冒時，所有水果都要先暫停吃。
- 飯菜比例，一碗飯配一碗菜，或二碗飯配一・五碗菜。
- 每種配菜，最好在一周內輪流吃到，營養才會均衡。
- 口罩應四小時更換一次。
- 以上食物單，最少吃三個月。

4、異位性皮膚炎

▼**建議：**

此食物單僅提供從飲食方法，調整體質，若有疾病，請至醫院定期健檢。若有機會，經過張醫師的衛教，把過脈，每個人會有自己特別的食物單。若尚未給張醫師衛教者，可參考以下所列飲食，恢復健康。

可食

以下主食皆可吃到飽（餐與餐中間若餓時，再吃主食及配菜），餐後水果請依順序吃。

早餐

主食：

麥片（無糖大燕麥片即沖即溶），加秋薑黃粉，放二分之一湯匙（咖啡小湯匙），以100℃熱開水燜泡約五分鐘即可食。

餐後水果：

①火龍果八分之一顆（大），②聖女小番茄五顆，③梨子六分之一顆（去皮去籽）。

▼火龍果，若大顆八分之一，中顆六分之一，小顆四分之一。每種水果份量剛好，不宜多。

水果份量不能多，也不能少。吃多了代謝會緩慢，吃少了代謝不起來。

早上九點，吃麻笋粉，一又二分之一瓷匙，300cc，100℃熱開水沖泡。

午餐

主食：

胖的人：吃糙米。

瘦的人：吃紫糙米二分之一，糙米二分之一。

加秋薑黃粉一匙（咖啡匙），直接放在碗飯上食，第二碗不加，加一次即可。

配菜：

一周輪流吃：皇宮菜、黑木耳（醬滷八角）、芥藍菜、地瓜葉、水蓮菜、青江菜

（＋薑）、A菜、綠花椰、大陸妹、油菜（去花）、豌豆苗、大小黃瓜、豆包（醬滷八角）、節瓜、紅白蘿蔔（＋薑，醬滷八角）、綠苦瓜、山苦瓜、長年菜、荸薺、佛手瓜、冬瓜、絲瓜、川七、山蘇、大白菜、高山娃娃菜、豌豆莢、蘿蔔嬰、麥芽苗、蓮藕、白花椰菜、高麗菜、葫瓜、白莧菜、長豆、四季豆、奶油白菜、小白菜、白苦瓜。（註：所有蕨類的菜，含香菜、都要燙過。）

餐後水果：

①藍莓十顆，②聖女小蕃茄十顆，③蓮霧二分之一顆（去皮去籽）。

下午三點半，吃麻芛粉，一瓷匙，200cc，100℃熱開水沖泡。

晚餐

主食：同午餐。

配菜：同午餐。

餐後水果：

根據睡眠情況，睡得好的人，可以不吃奇異果。若睡眠情況不佳者，睡前一小時，吃二分之一顆綠色奇異果（去皮）；晚上禁食其它水果。

每日喝水量：

如果患者是身高165cm，體重45kg

一天共喝約2000cc，早晨空腹300cc，水溫45℃

早餐過後每半小時內200cc，水溫45℃

夏天水溫45℃，冬天水溫55℃

（請參考本書第七十三頁飲水量表，根據每個人的身高體重有所不同。）

▼**提醒：**

午晚餐飯水分離（早餐不用）：飯前一小時開始不喝水，飯後一小時再喝水，飯中不喝湯、水，其餘時間要注意飲水量，睡前三小時，勿再飲水。

◆**運動**

①年輕人在家原地跑步，速度要快，比平常快一些，跑三十分鐘。

②年紀大的人，大步走三十分鐘。

③其它：每一種癌症都有預防操，請見張醫師下一本書《食物重健——綜合病的飲食及預防癌症操》，以上運動，皆由張醫師親自示範。

禁食

▼**特別提醒：**

醃製品、加工品，統統不能吃，三個月不能吃。三個月以後，可以吃，但一周只能吃二至三次。加工品不是不能吃，主要是避免吃到染色的、有色素的，豆類大部分放石灰，患者不宜。蘿蔔糕、冬粉、麵線、油飯、粽子、豆干，都不宜。葷食，三個月內，都不可以吃。等癌細胞都沒了，就可以開放禁食，每次適量，所謂適量，就是一、二塊，不宜多，也要注意是基改或非基改的，基改的都不要吃。

蔬菜類：

秋葵、紅莧菜、紅鳳菜、菠菜、龍鬚菜、洋蔥（紫）、珊瑚藻、海帶（芽）、空心菜、茄子、九層塔、扁豆、南瓜、菇類、筍類（含筊白筍、玉米筍、蘆筍、青花菜筍）、芋頭、馬鈴薯、地瓜、玉米、栗子、菱角、山藥、蔥、薑（湯）、辣椒。

▼馬鈴薯、地瓜，怕發芽，會產生龍葵素（Solanine），有毒。發芽就不要吃了。

水果類：

香蕉、芭蕉、百香果、鳳梨、西瓜、榴槤、芒果、龍眼、水蜜桃、哈密瓜、荔枝、柑橘類（檸檬、柳丁、香吉士、葡萄柚、文旦）。

▼若是當季的水果不用禁，可以自己挑，但量要控制。

夏季水果禁西瓜、荔枝、芒果。

豆製品：

豆干、豆漿、毛豆、臭豆腐、油豆腐、麵腸、百頁豆腐、豆腐、花豆、黑豆、皇帝豆。

澱粉類：

米粉、冬粉、麵線、油飯、粽子、餅乾、粿類、麻糬、麵、麵包、蘿蔔糕、碗粿、鍋貼、水餃、蛋糕、饅頭、包子、蛋餅、漢堡。

▼澱粉類大多為修飾澱粉，麵包則含有泡打粉，皆含有重金屬，不宜食。

其它：

蛋、含糖製品、冰品、飲料、咖啡、炸物、葷素料加工品、丸子、紅毛苔、海苔、香腸、火鍋、巧克力、麻油、苦茶油、亞麻仁籽、芥花油。

▼苦茶油、亞麻仁籽油、芥花油等油，除非來源純正，化驗過，否則加工過程，添加物不明，皆不宜食。

醃漬品：

梅子、泡菜、蘿蔔乾、梅乾菜、豆豉、醬菜、豆腐乳、甘樹子、鹹鴨蛋、皮蛋、醋。

所有堅果類和五穀類。

葷食：

牛、羊、雞、鴨、鵝、豬、魚、蝦、蟹、蚌、蛤、蚵。

▼葷食不宜，主要是動物受到環境污染、科學養殖、注射生長激素等因素，體內重金屬過多，人體食入後容易致癌。

▼**提醒：**

- 晚上洗澡後，艾草二根帶葉，加水煮開放溫擦全身。洗澡不可以用熱水，只能溫水洗，然後用美國原裝進口的凡士林，薄薄輕輕的全身擦。
- 牛蒡、黑木耳、菠菜不可以同一天吃，牛蒡及黑木耳不要一起滷喔！若每天有吃黑木耳者，可於星期六日停吃黑木耳，改牛蒡或菠菜。
- 菠菜與豆腐、豆包不能一起煮，不要同一天吃。
- 感冒時，所有水果都要先暫停吃。
- 飯菜比例，一碗飯配一碗菜，或二碗飯配一・五碗菜。
- 每種配菜，最好在一周內輪流吃到，營養才會均衡。
- 口罩應四小時更換一次。
- 以上食物單，最少吃三個月。

5、子宮肌瘤

▼**建議：**

此食物單僅提供從飲食方法，調整體質，若有疾病，請至醫院定期健檢。若有機會，經過張醫師的衛教，把過脈，每個人會有自己特別的食物單。若尚未給張醫師衛教者，可參考以下所列飲食，恢復健康。

可食

以下主食皆可吃到飽（餐與餐中間若餓時，再吃主食及配菜），餐後水果請依順序吃。

早餐

主食：

麥片（大燕麥片即沖即溶），加秋薑黃粉，放三分之一湯匙（咖啡小湯匙），以100℃熱開水燜泡約五分鐘即可食。

餐後水果：

①石榴三十顆（紅色小籽），若非當季，改藍莓十六顆，②小蕃茄五顆，③柳丁一顆。

▼水果不能吃太多，太甜，會激發癌細胞，全然吸收。水果份量不能多，也不能少。吃多了代謝會緩慢，吃少了代謝不起來。

午餐

主食：

胖的人：吃糙米。

瘦的人：吃紫糙米二分之一，糙米二分之一。

配菜：

青江菜、紅鳳菜、黑木耳、豆腐、節瓜、高麗菜。（一周三次）

香菇、毛豆、綠豆芽（有機、非基改的）、茄子。（一周二次）

餐後水果：

①水蜜桃二分之一顆，②蘋果二分之一顆（去皮去籽），③綠大棗一顆。

晚餐

主食：同午餐。

配菜：同午餐。

餐後水果：晚上禁食水果。

每日喝水量：

如果患者是身高165cm，體重45kg

一天共喝約2000cc，早晨空腹300cc，水溫45℃

早餐過後每半小時內200cc，水溫45℃

夏天水溫45℃，冬天水溫55℃

（請參考本書第七十三頁飲水量表，根據每個人的身高體重有所不同。）

▼**提醒：**

午晚餐飯水分離（早餐不用）：飯前一小時開始不喝水，飯後一小時再喝水，飯中不喝湯、水，其餘時間要注意飲水量，睡前三小時，勿再飲水。

◆**運動**

①眼操：白內障，有開刀者做小圈，沒開刀者做大圈。

大圈（距離超過肩膀畫圈），早：左六圈，右六圈，午：左三圈，右三圈，晚：左三圈，右三圈，每轉一圈閉眼三秒。

小圈（距離在臉四周圍畫圈），早：左六圈，右六圈，午：左三圈，右三圈，晚：左三圈，右三圈，每轉一圈閉眼三秒。

②耳操：如果聽力有下降或有耳鳴者，必須做耳操。

耳垂（後／前）順逆各按十下，抖動雙耳垂十下，往外拉，一天十五分鐘。

③其它：每一種癌症都有預防操，請見張醫師下一本書《食物重健——綜合病的飲食及預防癌症操》，以上運動，皆由張醫師親自示範。

禁食

▼**特別提醒：**

醃製品、加工品，統統不能吃，三個月不能吃。三個月以後，可以吃，但一周只能吃二至三次。加工品不是不能吃，主要是避免吃到染色的、有色素的，豆類大部分放石灰，患者不宜。蘿蔔糕、冬粉、麵線、油飯、粽子、豆干，都不宜。葷食，三個月內，都不可以吃。等癌細胞都沒了，就可以開放禁食，每次適量，所謂適量，就是一、二塊，不宜多，也要注意是基改或非基改的，基改的都不要吃。

蔬菜類：

筍類（含筊白筍、玉米筍、蘆筍、青花菜筍）、芋頭、馬鈴薯、地瓜、玉米、栗子、菱角、山藥、蔥、薑（湯）、辣椒。

▼所有的癌症患者，山藥都不能吃，因為有荷爾蒙，會激發癌細胞增長。

馬鈴薯、地瓜，怕發芽，會產生龍葵素（Solanine），有毒。發芽就不要吃了。

水果類：

香蕉、芭蕉、百香果、鳳梨、西瓜、榴槤、芒果、龍眼、哈密瓜、荔枝、柑橘類（檸檬、柳丁、香吉士、葡萄柚、文旦）。

▼若是當季的水果不用禁，可以自己挑，但量要控制。夏季水果禁西瓜、荔枝、芒果。

豆製品：

豆干、豆漿、臭豆腐、油豆腐、麵腸、百頁豆腐、豆腐、花豆、黑豆、皇帝豆。

▼豆類製品，因部分黃豆都是基因改造的，或加工過程添加防腐劑，不宜食。最好是吃天然、非基因改造的豆腐，一周吃二次。

澱粉類：

米粉、冬粉、麵線、油飯、粽子、餅乾、粿類、麻糬、麵、麵包、蘿蔔糕、碗粿、鍋貼、水餃、蛋糕、饅頭、包子、蛋餅、漢堡。

▼澱粉類大多為修飾澱粉，麵包則含有泡打粉，皆含有重金屬，不宜食。

其它：

含糖製品、冰品、飲料、咖啡、炸物、葷素料加工品、丸子、紅毛苔、海苔、香腸、火鍋、巧克力、麻油、苦茶油、亞麻仁籽、芥花油。

▼苦茶油、亞麻仁籽油、芥花油等油，除非來源純正，化驗過，否則加工過程，添加物不明，皆不宜食。

醃漬品：

梅子、泡菜、蘿蔔乾、梅乾菜、豆豉、醬菜、豆腐乳、甘樹子、鹹鴨蛋、皮蛋、醋。

所有堅果類和五穀類。

葷食：

牛、羊、雞、鴨、鵝、豬、魚、蝦、蟹、蚌、蛤、蚵。

▼葷食不宜，主要是動物受到環境污染、科學養殖、注射生長激素等因素，體內重金屬過多，人體食入後容易致癌。

▼**提醒：**

- 牛蒡、黑木耳、菠菜不可以同一天吃，牛蒡及黑木耳不要一起滷喔！
- 若每天有吃黑木耳者，可於星期六日停吃黑木耳，改牛蒡或菠菜。
- 菠菜與豆腐、豆包不能一起煮，不要同一天吃。
- 感冒時，所有水果都要先暫停吃。
- 飯菜比例，一碗飯配一碗菜，或二碗飯配一・五碗菜。
- 每種配菜，最好在一周內輪流吃到，營養才會均衡。
- 口罩應四小時更換一次。
- 以上食物單，最少吃三個月。

6、甲狀腺癌

▼**建議：**

此食物單僅提供從飲食方法，調整體質，若有疾病，請至醫院定期健檢。若有機會，經過張醫師的衛教，把過脈，每個人會有自己特別的食物單。若尚未給張醫師衛教者，可參考以下所列飲食，恢復健康。

可食

以下主食皆可吃到飽（餐與餐中間若餓時，再吃主食及配菜），餐後水果請依順序吃。

早餐

主食：

麥片（大燕麥片即沖即溶），以100℃熱開水燜泡約五分鐘即可食。水煮蛋一顆，只吃蛋白，不吃蛋黃。

▼若化療中，要吃水煮蛋（土雞蛋用砂鍋煮）補充蛋白質，不能吃蛋黃，只能吃蛋白，早上吃麥片的時候一起吃，一周吃五天，一天吃二顆。

餐後水果：

①蘋果二分之一顆（去皮去籽），②聖女小蕃茄八顆，③酪梨五分之一顆（去皮去籽），若非當季，改芭樂四分之一顆。

▼水果不能吃太多，太甜，會激發癌細胞，全然吸收。水果份量不能多，也不能少。吃多了代謝會緩慢，吃少了代謝不起來。

早上九點，喝豆漿200cc（非基改的黃豆）。

早上十點，喝亞培安素，可補充蛋白質。（所有癌症患者只要做化療、標靶或電療者都要補充。）

午餐

主食：

胖的人：吃糙米。

瘦的人：吃紫糙米三分之一，糙米三分之一，五穀米三分之一。

配菜：

芥藍菜、皇宮菜、水蓮菜、綠苦瓜、空心菜、葫瓜。（一周三次）

其它季節菜可一周輪流吃，如菠菜、秋葵、紅鳳菜、黑木耳（醬滷八角）、地瓜葉、青江菜（＋薑）、A菜、綠花椰、大陸妹、油菜（去花）、紅莧菜、豌豆苗、大小黃瓜、豆包（醬滷八角）、節瓜、紅白蘿蔔（＋薑，醬滷八角）、山苦瓜、長年菜、荸薺、佛手瓜、冬瓜、絲瓜、川七、山蘇、大白菜、高山娃娃菜、豌豆莢、扁豆、蘿蔔嬰、麥芽苗、蓮藕、白花椰菜、高麗菜、白莧菜、奶油白菜、小白菜、白苦瓜、茄子。（註：所有蕨類的菜，含香菜、九層塔，都要燙過。）

買蔬菜，如菠菜、空心菜，不要買長的，盡量買短的。短的，較沒有農藥，長的有農藥。

餐後水果：

①聖女小蕃茄五顆，②蘋果二分之一顆（去皮去籽），③梨子六分之一顆（去皮去籽）。

晚餐

主食：同午餐。

配菜：同午餐。

餐後水果：

根據睡眠情況，睡得好的人，可以不吃奇異果。若睡眠情況不佳者，睡前一小時，吃一顆綠色奇異果（去皮）；晚上禁食其它水果。

每日喝水量：

如果患者是身高165cm，體重45kg

一天共喝約2000cc，早晨空腹300cc，水溫45℃

早餐過後每半小時內200cc，水溫45℃

夏天水溫45℃，冬天水溫55℃

（請參考本書第七十三頁飲水量表，根據每個人的身高體重有所不同。）

▼提醒：

午晚餐飯水分離（早餐不用）：飯前一小時開始不喝水，飯後一小時再喝水，飯中不喝湯、水，其餘時間要注意飲水量，睡前三小時，勿再飲水。

◆運動

癌症患者做過化療、標靶、電療，在治療中，需要做眼操，可預防白內障及視力下降。

①眼操：白內障，有開刀者做小圈，沒開刀者做大圈。
大圈（距離超過肩膀畫圈），早：左六圈，右六圈，午：左三圈，右三圈，晚：左八圈，右八圈，每轉一圈閉眼三秒。
小圈（距離在臉四周圍畫圈），早：左六圈，右六圈，午：左三圈，右三圈，晚：左八圈，右八圈，每轉一圈閉眼三秒。

②耳操：如果聽力有下降或有耳鳴者，必須做耳操。
耳垂（後／前）順逆各按十下，抖動雙耳垂十下，往外拉，一天十五分鐘。

③其它：每一種癌症都有預防操，請見張醫師下一本書《食物重健——綜合病的

飲食及預防癌症操》，以上運動，皆由張醫師親自示範。

禁食

特別提醒：

醃製品、加工品，統統不能吃，三個月不能吃。三個月以後，可以吃，但一周只能吃二至三次。加工品不是不能吃，主要是避免吃到染色的、有色素的，豆類大部分放石灰，患者不宜。蘿蔔糕、冬粉、麵線、油飯、粽子、豆干，都不宜。葷食，三個月內，都不可以吃。等癌細胞都沒了，就可以開放禁食，每次適量，所謂適量，就是一、二塊，不宜多，也要注意是基改或非基改的，基改的都不要吃。

蔬菜類：

長豆、四季豆、南瓜、洋蔥（紫）、珊瑚藻、海帶（芽）、菇類、筍類（含筊白筍、玉米筍、蘆筍、青花菜筍）、芋頭、馬鈴薯、地瓜、玉米、栗子、菱角、山藥、蔥、薑（湯）、辣椒。

▼所有的癌症患者，山藥都不能吃，因為有荷爾蒙，會激發癌細胞增長。

馬鈴薯、地瓜，怕發芽，會產生龍葵素（Solanine），有毒。發芽就不要吃了。

水果類：

香蕉、芭蕉、百香果、鳳梨、西瓜、榴槤、芒果、龍眼、水蜜桃、哈密瓜、荔枝、柑橘類（檸檬、柳丁、香吉士、葡萄柚、文旦）。

▼若是當季的水果不用禁，可以自己挑，但量要控制。

夏季水果禁西瓜、荔枝、芒果。

豆製品：

豆干、毛豆、臭豆腐、油豆腐、麵腸、百頁豆腐、豆腐、花豆、黑豆、皇帝豆。

▼豆類製品，因部分黃豆都是基因改造的，或加工過程添加防腐劑，不宜食。最好是吃天然、非基因改造的豆腐，一周吃二次。

澱粉類：

米粉、冬粉、麵線、油飯、粽子、餅乾、粿類、麻糬、麵、麵包、蘿蔔糕、碗粿、鍋貼、水餃、蛋糕、饅頭、包子、蛋餅、漢堡。

▼澱粉類大多為修飾澱粉，麵包則含有泡打粉，皆含有重金屬，不宜食。

其它：

含糖製品、冰品、飲料、咖啡、炸物、葷素料加工品、丸子、紅毛苔、海苔、香腸、火鍋、巧克力、麻油、苦茶油、亞麻仁籽、芥花油。

▼苦茶油、亞麻仁籽油、芥花油等油，除非來源純正，化驗過，否則加工過程，添加物不明，皆不宜食。

醃漬品：

梅子、泡菜、蘿蔔乾、梅乾菜、豆豉、醬菜、豆腐乳、甘樹子、鹹鴨蛋、皮蛋、醋。

所有堅果類和五穀類。

葷食：

牛、羊、雞、鴨、鵝、豬、魚、蝦、蟹、蚌、蛤、蚵。

▼葷食不宜，主要是動物受到環境污染、科學養殖、注射生長激素等因素，體內重金屬過多，人體食入後容易致癌。

▼**提醒：**

- 牛蒡、黑木耳、菠菜不可以同一天吃，牛蒡及黑木耳不要一起滷喔！若每天有吃黑木耳者，可於星期六日停吃黑木耳，改牛蒡或菠菜。
- 菠菜與豆腐、豆包不能一起煮，不要同一天吃。
- 感冒時，所有水果都要先暫停吃。
- 飯菜比例，一碗飯配一碗菜，或二碗飯配一・五碗菜。
- 每種配菜，最好在一周內輪流吃到，營養才會均衡。
- 口罩應四小時更換一次。
- 以上食物單，最少吃三個月。

7、地中海型貧血

▼**建議：**

此食物單僅提供從飲食方法，調整體質，若有疾病，請至醫院定期健檢。若有機會，經過張醫師的衛教，把過脈，每個人會有自己特別的食物單。若尚未給張醫師衛教者，可參考以下所列飲食，恢復健康。

可食

以下主食皆可吃到飽（餐與餐中間若餓時，再吃主食及配菜），餐後水果請依順序吃。

早餐

主食：

麥片（大燕麥片即沖即溶），加秋薑黃粉，放三分之一湯匙（咖啡小湯匙），以100℃熱開水燜泡約五分鐘即可食。無糖芝麻粉，二分之一湯匙（咖啡小湯匙）直接放入口中食用。

餐後水果：

①仙桃二分之一顆，②榴槤一小條的二分之一（去皮去籽），③巨峰葡萄八顆。

▼水果份量不能多，也不能少。吃多了代謝會緩慢，吃少了代謝不起來。

早上九點，吃紅豆粉，二瓷匙，300cc，100℃熱開水沖泡。紅豆粉必須是熟的、非基改的。

午餐

主食：

紫糙米三分之二，糙米三分之一。

配菜：

紅莧菜、紅鳳菜、地瓜葉、紅甜椒、紅蘿蔔、扁豆、紫高麗菜、珊瑚藻。（一周三次）

其它季節菜可一周輪流吃，如菠菜、秋葵、皇宮菜、黑木耳（醬滷八角）、芥藍菜、水蓮菜、海帶（芽）、青江菜（＋薑）、A菜、綠花椰、大陸妹、油菜（去花）、豌豆苗、大小黃瓜、豆包（醬滷八角）、節瓜、白蘿蔔（＋薑，醬滷八角）、綠苦瓜、山苦瓜、長年菜、荸薺、洋蔥（紫）、佛手瓜、冬瓜、南瓜、空心菜、絲瓜、川七、山蘇、大白菜、高山娃娃菜、豌豆莢、蘿蔔嬰、麥芽苗、蓮藕、白花椰菜、高麗菜、葫瓜、白莧菜、長豆、四季豆、奶油白菜、小白菜、白苦瓜、茄子。

（註：所有蕨類的菜，含香菜、九層塔，都要燙過。）

▼珊瑚藻涼拌，不加醋、檸檬，只加醬油、低壓首榨橄欖油。

買蔬菜，如菠菜、空心菜，不要買長的，盡量買短的。短的，較沒有農藥，長的有農藥。

餐後水果：

①蘋果一顆（台灣產的，中型，不要太大或太小），②香蕉一根，③鳳梨十分之一顆。

晚餐

主食：同午餐

配菜：同午餐

餐後水果：

飯後吃二分之一顆綠色奇異果（去皮）；晚上禁食其它水果。

每日喝水量：

蓮藕一截切片，加紅棗二顆，加黑棗二顆，加龍眼乾二顆，用砂鍋煮成一天的水量（約2000cc），連湯帶水喝，除了蓮藕不吃，其它都可吃。連續吃三個月。

▼**提醒**：

午晚餐飯水分離（早餐不用）：飯前一小時開始不喝水，飯後一小時再喝水，飯中不喝湯、水，其餘時間要注意飲水量，睡前三小時，勿再飲水。

◆運動

①眼操：白內障，有開刀者做小圈，沒開刀者做大圈。
大圈（距離超過肩膀畫圈），早：左三圈，右三圈，午：左三圈，右三圈，晚：左六圈，右六圈，每轉一圈閉眼三秒。
小圈（距離在臉四周圍畫圈），早：左三圈，右三圈，午：左三圈，右三圈，晚：左六圈，右六圈，每轉一圈閉眼三秒。

②耳操：如果聽力有下降或有耳鳴者，必須做耳操。
耳垂（後／前）順逆各按一下，抖動雙耳垂十下，往外拉，一天十五分鐘。

③其它：每一種癌症都有預防操，請見張醫師下一本書《食物重健——綜合病的飲食及預防癌症操》，以上運動，皆由張醫師親自示範。

禁食

▼**特別提醒：**

醃製品、加工品，統統不能吃，三個月不能吃。三個月以後，可以吃，但一周只能吃二至三次。加工品不是不能吃，主要是避免吃到染色的、有色素的，豆類大部分放石灰，患者不宜。蘿蔔糕、冬粉、麵線、油飯、粽子、豆干，都不宜。葷食，三個月內，都不可以吃。等癌細胞都沒了，就可以開放禁食，每次適量，所謂適量，就是一、二塊，不宜多，也要注意是基改或非基改的，基改的都不要吃。

蔬菜類：

菇類、筍類（含筊白筍、玉米筍、蘆筍、青花菜筍）、芋頭、馬鈴薯、地瓜、玉米、栗子、菱角、山藥、蔥、薑（湯）、辣椒。

▼馬鈴薯、地瓜，怕發芽，會產生龍葵素（Solanine），有毒。發芽就不要吃了。

水果類：

芭蕉、百香果、西瓜、芒果、龍眼、水蜜桃、哈密瓜、荔枝、柑橘類（檸檬、柳丁、香吉士、葡萄柚、文旦）。

▼若是當季的水果不用禁，可以自己挑，但量要控制。

夏季水果禁西瓜、荔枝、芒果。

豆製品：

臭豆腐、油豆腐、麵腸、百頁豆腐。

▼豆類製品，因部分黃豆都是基因改造的，或加工過程添加防腐劑，不宜食。最好是吃天然、非基因改造的豆腐，一周吃二次。

澱粉類：

米粉、冬粉、麵線、油飯、粽子、餅乾、粿類、麻糬、蘿蔔糕、碗粿、鍋貼、漢堡。

▼澱粉類大多為修飾澱粉，麵包則含有泡打粉，皆含有重金屬，不宜食。麵包可吃全麥無糖的。

其它：

含糖製品、冰品、飲料、咖啡、炸物、葷素料加工品、丸子、紅毛苔、海苔、香腸、火鍋、巧克力、麻油、苦茶油、亞麻仁籽、芥花油。

▼苦茶油、亞麻仁籽油、芥花油等油，除非來源純正，化驗過，否則加工過程，添加物不明，皆不宜食。

醃漬品：

梅子、泡菜、蘿蔔乾、梅乾菜、豆豉、醬菜、豆腐乳、甘樹子、鹹鴨蛋、皮蛋、醋。

所有堅果類和五穀類。

葷食：

牛、羊、雞、鴨、鵝、豬、魚、蝦、蟹、蚌、蛤、蚵。

▼葷食不宜，主要是動物受到環境污染、科學養殖、注射生長激素等因素，體內重金屬過多，人體食入後容易致癌。

▼**提醒：**

- 牛蒡、黑木耳、菠菜不可以同一天吃，牛蒡及黑木耳不要一起滷喔！若每天有吃黑木耳者，可於星期六日停吃黑木耳，改牛蒡或菠菜。
- 菠菜與豆腐、豆包不能一起煮，不要同一天吃。
- 感冒時，所有水果都要先暫停吃。

- 飯菜比例，一碗飯配一碗菜，或二碗飯配一・五碗菜。
- 每種配菜，最好在一周內輪流吃到，營養才會均衡。
- 口罩應四小時更換一次。
- 以上食物單，最少吃三個月。

8、肌腺瘤

▼建議：

此食物單僅提供從飲食方法，調整體質，若有疾病，請至醫院定期健檢。若有機會，經過張醫師的衛教，把過脈，每個人會有自己特別的食物單。若尚未給張醫師衛教者，可參考以下所列飲食，恢復健康。

可食

以下主食皆可吃到飽（餐與餐中間若餓時，再吃主食及配菜），餐後水果請依順序吃。

早餐

主食：

麥片（大燕麥片即沖即溶），加秋薑黃粉，放二分之一湯匙（咖啡小湯匙），以100℃熱開水燜泡約五分鐘即可食。水煮蛋，只吃蛋白，不吃蛋黃，周一三五吃。

餐後水果：

①聖女小蕃茄八顆，②芭樂四分之一顆（去皮去籽），③百香果一顆。

▼水果不能吃太多，太甜，會激發癌細胞，全然吸收。

水果份量不能多，也不能少。吃多了代謝會緩慢，吃少了代謝不起來。

午餐

主食：

胖的人：吃糙米。

瘦的人：吃紫糙米二分之一，糙米二分之一。

▼生蒜，約大拇指大小二瓣（小瓣，共六瓣），用瓷刀切成泥狀，生吃，配飯菜。不可放入菜中炒。

配菜：

綠花椰、豌豆苗、黑木耳（醬滷八角）、綠苦瓜、山苦瓜、白莧菜。（一周三次）

其它季節菜可一周輪流吃，如菠菜、秋葵、皇宮菜、紅鳳菜、珊瑚藻、芥藍菜、地瓜葉、水蓮菜、海帶（芽）、青江菜（＋薑）、A菜、大陸妹、油菜（去花）、紅莧菜、大小黃瓜、豆包（醬滷八角）、節瓜、紅白蘿蔔（＋薑，醬滷八角）、長年菜、荸薺、洋蔥（紫）、佛手瓜、冬瓜、南瓜、空心菜、絲瓜、川七、山蘇、大白菜、高山娃娃菜、豌豆莢、扁豆、蘿蔔嬰、麥芽苗、蓮藕、白花椰菜、高麗菜、葫瓜、長豆、四季豆、奶油白菜、小白菜、白苦瓜、茄子、豆腐、筊白筍。（註：所有蕨類的菜，含香菜、九層塔，都要燙過。）

買蔬菜，如菠菜、空心菜，不要買長的，盡量買短的。短的，較沒有農藥，長的有農藥。

餐後水果：

①火龍果八分之一顆，②文旦八分之一顆（若非當季，以藍莓十顆取代），③聖女小蕃茄十顆。

▼火龍果，若大顆八分之一，中顆六分之一，小顆四分之一。每種水果份量剛好，不宜多。

晚餐

主食：同午餐。

配菜：同午餐。

餐後水果：晚上禁食水果。

每日喝水量：

如果患者是身高165cm，體重45kg

一天共喝約2000cc，早晨空腹300cc，水溫45°C

早餐過後每半小時內200cc，水溫45°C

夏天水溫45°C，冬天水溫55°C

（請參考本書第七十三頁飲水量表，根據每個人的身高體重有所不同。）

▼**提醒**

午晚餐飯水分離（早餐不用）：飯前一小時開始不喝水，飯後一小時再喝水，飯中不喝湯、水，其餘時間要注意飲水量，睡前三小時，勿再飲水。

禁食

◆運動

①眼操：白內障，有開刀者做小圈，沒開刀者做大圈。

大圈（距離超過肩膀畫圈），早：左六圈，右六圈，午：左六圈，右六圈，晚：左三圈，右三圈，每轉一圈閉眼三秒。

小圈（距離在臉四周圍畫圈），早：左六圈，右六圈，午：左六圈，右六圈，晚：左三圈，右三圈，每轉一圈閉眼三秒。

②耳操：如果聽力有下降或有耳鳴者，必須做耳操。

耳垂（後／前）順逆各按十下，抖動雙耳垂十下，往外拉，一天十五分鐘。

③其它：每一種癌症都有預防操，請見張醫師下一本書《食物重健——綜合病的飲食及預防癌症操》，以上運動，皆由張醫師親自示範。

▼**特別提醒：**

醃製品、加工品，統統不能吃，三個月不能吃。三個月以後，可以吃，但一周只能吃二至三次。加工品不是不能吃，主要是避免吃到染色的、有色素的，豆類大部分放石灰，患者不宜。蘿蔔糕、冬粉、麵線、油飯、粽子、豆干，都不宜。葷食，三個月內，都不可以吃。等癌細胞都沒了，就可以開放禁食，每次適量，所謂適量，就是一、二塊，不宜多，也要注意是基改或非基改的，基改的都不要吃。

蔬菜類：

菇類、筍類（含玉米筍、蘆筍、青花菜筍）、芋頭、馬鈴薯、地瓜、玉米、栗子、菱角、山藥、蔥、薑（湯）、辣椒。

▼所有的癌症患者，山藥都不能吃，因為有荷爾蒙，會激發癌細胞增長。

馬鈴薯、地瓜，怕發芽，會產生龍葵素（Solanine），有毒。發芽就不要吃了。

水果類：

香蕉、芭蕉、鳳梨、西瓜、榴槤、芒果、龍眼、水蜜桃、哈密瓜、荔枝、柑橘類（檸檬、柳丁、香吉士、葡萄柚）。

▼若是當季的水果不用禁，可以自己挑，但量要控制。

夏季水果禁西瓜、荔枝、芒果。

豆製品：

豆干、豆漿、毛豆、臭豆腐、油豆腐、麵腸、百頁豆腐、花豆、黑豆、皇帝豆。

▼豆類製品，因部分黃豆都是基因改造的，或加工過程添加防腐劑，不宜食。最好是吃天然、非基因改造的豆腐，一周吃二次。

澱粉類：

米粉、冬粉、麵線、油飯、粽子、餅乾、粿類、麻糬、麵、麵包、蘿蔔糕、碗粿、鍋貼、水餃、蛋糕、饅頭、包子、蛋餅、漢堡。

▼澱粉類大多為修飾澱粉，麵包則含有泡打粉，皆含有重金屬，不宜食。

其它：

含糖製品、冰品、飲料、咖啡、炸物、葷素料加工品、丸子、紅毛苔、海苔、香腸、火鍋、巧克力、麻油、苦茶油、亞麻仁籽、芥花油。

▼苦茶油、亞麻仁籽油、芥花油等油，除非來源純正，化驗過，否則加工過程，添加物不明，皆不宜食。

醃漬品：

梅子、泡菜、蘿蔔乾、梅乾菜、豆豉、醬菜、豆腐乳、甘樹子、鹹鴨蛋、皮蛋、醋。

所有堅果類和五穀類。

葷食：

牛、羊、雞、鴨、鵝、豬、魚、蝦、蟹、蚌、蛤、蚵。

▼葷食不宜，主要是動物受到環境污染、科學養殖、注射生長激素等因素，體內重金屬過多，人體食入後容易致癌。

提醒：

- 牛蒡、黑木耳、菠菜不可以同一天吃，牛蒡及黑木耳不要一起滷喔！
- 若每天有吃黑木耳者，可於星期六日停吃黑木耳，改牛蒡或菠菜。
- 菠菜與豆腐、豆包不能一起煮，不要同一天吃。
- 感冒時，所有水果都要先暫停吃。
- 飯菜比例，一碗飯配一碗菜，或二碗飯配一・五碗菜。
- 每種配菜，最好在一周內輪流吃到，營養才會均衡。
- 口罩應四小時更換一次。
- 以上食物單，最少吃三個月。

9、卵巢癌

▼**建議：**

此食物單僅提供從飲食方法，調整體質，若有疾病，請至醫院定期健檢。若有機會，經過張醫師的衛教，把過脈，每個人會有自己特別的食物單。若尚未給張醫師衛教者，可參考以下所列飲食，恢復健康。

可食

以下主食皆可吃到飽（餐與餐中間若餓時，再吃主食及配菜），餐後水果請依順序吃。

早餐

主食：

麥片（大燕麥片即沖即溶），加秋薑黃粉，放二分之一湯匙（咖啡小湯匙），以100°C熱開水燜泡約五分鐘即可食。

▼若化療中，要吃水煮蛋（土雞蛋用砂鍋煮）補充蛋白質，不能吃蛋黃，只能吃蛋白，早上吃麥片的時候一起吃，一周吃五天，一天吃二顆。

餐後水果：

①木瓜二小塊（每塊十分之一顆），②巨峰葡萄三顆（去皮去籽），③聖女小蕃茄六顆。

▼水果不能吃太多，太甜，會激發癌細胞，全然吸收。水果份量不能多，也不能少。吃多了代謝會緩慢，吃少了代謝不起來。

早上十點，喝亞培安素，可補充蛋白質。（所有癌症患者只要做化療、標靶或電療者都要補充。）

午餐

主食：

胖的人：吃糙米。

瘦的人：吃紫糙米二分之一，糙米二分之一。

加秋薑黃粉一匙（咖啡匙），直接放在碗飯上食，第二碗不加，加一次即可。

配菜：

珊瑚藻加香菜（二條）涼拌、高麗菜、絲瓜、芥藍菜、地瓜葉。（一周三次）

其它季節菜可一周輪流吃，如菠菜、秋葵、皇宮菜、紅鳳菜、黑木耳（醬滷八角）、水蓮菜、海帶（芽）、青江菜（＋薑）、A菜、綠花椰、大陸妹、油菜（去花）、紅莧菜、豌豆苗、大小黃瓜、豆包（醬滷八角）、節瓜、紅白蘿蔔（＋薑，醬滷八角）、綠苦瓜、山苦瓜、長年菜、荸薺、洋蔥（紫）、佛手瓜、冬瓜、南瓜、空心菜、川七、山蘇、大白菜、高山娃娃菜、豌豆莢、扁豆、蘿蔔嬰、麥芽苗、蓮藕、白花椰菜、葫瓜、白莧菜、長豆、四季豆、奶油白菜、小白菜、白苦瓜、茄子、豆腐。（註：所有蕨類的菜，含香菜、九層塔，都要燙過。）

買蔬菜，如菠菜、空心菜，不要買長的，盡量買短的。短的，較沒有農藥，長的有農藥。

餐後水果：

①桑椹六顆，若非當季，改芭樂四分之一顆（去皮去籽），②草莓一顆，③蘋果二

分之一顆（去皮去籽）。

晚餐

主食：同午餐。

配菜：同午餐。

餐後水果：

飯後吃草莓一顆。

每日喝水量：

如果患者是身高165cm，體重45kg

一天共喝約2000cc，早晨空腹300cc，水溫45℃

早餐過後每半小時內200cc，水溫45℃

夏天水溫45℃，冬天水溫55℃

（請參考本書第七十三頁飲水量表，根據每個人的身高體重有所不同。）

▼提醒

午晚餐飯水分離（早餐不用）：飯前一小時開始不喝水，飯後一小時再喝水，飯中不喝湯、水，其餘時間要注意飲水量，睡前三小時，勿再飲水。

◆運動

癌症患者做過化療、標靶、電療，在治療中，需要做眼操，可預防白內障及視力下降。

①眼操：白內障，有開刀者做小圈，沒開刀者做大圈。
大圈（距離超過肩膀畫圈），早：左三圈，右三圈，午：左六圈，右六圈，晚：左五圈，右五圈，每轉一圈閉眼三秒。
小圈（距離在臉四周圍畫圈），早：左三圈，右三圈，午：左六圈，右六圈，晚：左五圈，右五圈，每轉一圈閉眼三秒。

②耳操：如果聽力有下降或有耳鳴者，必須做耳操。
耳垂（後／前）順逆各按十下，抖動雙耳垂十下，往外拉，一天十五分鐘。

③其它：每一種癌症都有預防操，請見張醫師下一本書《食物重健——綜合病的飲食及預防癌症操》，以上運動，皆由張醫師親自示範。

禁食

▼**特別提醒：**

醃製品、加工品，統統不能吃，三個月不能吃。三個月以後，可以吃，但一周只能吃二至三次。加工品不是不能吃，主要是避免吃到染色的、有色素的，豆類大部分放石灰，患者不宜。蘿蔔糕、冬粉、麵線、油飯、粽子、豆干，都不宜。葷食，三個月內，都不可以吃。等癌細胞都沒了，就可以開放禁食，每次適量，所謂適量，就是一、二塊，不宜多，也要注意是基改或非基改的，基改的都不要吃。

蔬菜類：

菇類、筍類（含筊白筍、玉米筍、蘆筍、青花菜筍）、芋頭、馬鈴薯、地瓜、玉米、栗子、菱角、山藥、蔥、薑（湯）、辣椒。

▼所有的癌症患者，山藥都不能吃，因為有荷爾蒙，會激發癌細胞增長。

馬鈴薯、地瓜，怕發芽，會產生龍葵素（Solanine），有毒。發芽就不要吃了。

水果類：

香蕉、芭蕉、百香果、鳳梨、西瓜、榴槤、芒果、龍眼、水蜜桃、哈密瓜、荔枝、柑橘類（檸檬、柳丁、香吉士、葡萄柚、文旦）。

▼若是當季的水果不用禁，可以自己挑，但量要控制。夏季水果禁西瓜、荔枝、芒果。

豆製品：

豆干、豆漿、毛豆、臭豆腐、油豆腐、麵腸、百頁豆腐、花豆、黑豆、皇帝豆。

▼豆類製品，因部分黃豆都是基因改造的，或加工過程添加防腐劑，不宜食。最好是吃天然、非基因改造的豆腐，一周吃二次。

澱粉類：

米粉、冬粉、麵線、油飯、粽子、餅乾、粿類、麻糬、麵、麵包、蘿蔔糕、碗粿、鍋貼、水餃、蛋糕、饅頭、包子、蛋餅、漢堡。

▼提醒

午晚餐飯水分離（早餐不用）：飯前一小時開始不喝水，飯後一小時再喝水，飯中不喝湯、水，其餘時間要注意飲水量，睡前三小時，勿再飲水。

◆運動

癌症患者做過化療、標靶、電療，在治療中，需要做眼操，可預防白內障及視力下降。

①眼操：白內障，有開刀者做小圈，沒開刀者做大圈。

大圈（距離超過肩膀畫圈），早：左三圈，右三圈，午：左六圈，右六圈，晚：左八圈，右八圈，每轉一圈閉眼三秒。

小圈（距離在臉四周圍畫圈），早：左三圈，右三圈，午：左六圈，右六圈，晚：左八圈，右八圈，每轉一圈閉眼三秒。

②耳操：如果聽力有下降或有耳鳴者，必須做耳操。

耳垂（後／前）順逆各按十下，抖動雙耳垂十下，往外拉，一天十五分鐘。

③其它：每一種癌症都有預防操，請見張醫師下一本書《食物重健——綜合病的飲食及預防癌症操》，以上運動，皆由張醫師親自示範。

禁食

▼特別提醒：

醃製品、加工品，統統不能吃，三個月不能吃。三個月以後，可以吃，但一周只能吃二至三次。加工品不是不能吃，主要是避免吃到染色的、有色素的，豆類大部分放石灰，患者不宜。蘿蔔糕、冬粉、麵線、油飯、粽子、豆干，都不宜。葷食，三個月內，都不可以吃。等癌細胞都沒了，就可以開放禁食，每次適量，所謂適量，就是一、二塊，不宜多，也要注意是基改或非基改的，基改的都不要吃。

蔬菜類：

西洋芹、芹菜、菇類（香菇）、筍類（含筊白筍、玉米筍、蘆筍、青花菜筍）、牛蒡、破布子、豆鼓、芋頭、馬鈴薯、地瓜、玉米、栗子、菱角、山藥、蔥、薑（湯）、辣椒。

▼所有的癌症患者，山藥都不能吃，因為有荷爾蒙，會激發癌細胞增長。

馬鈴薯、地瓜，怕發芽，會產生龍葵素（Solanine），有毒。發芽就不要吃了。

水果類：

芭樂、香蕉、芭蕉、鳳梨、西瓜、榴槤、芒果、龍眼、水蜜桃、哈密瓜、荔枝、柑橘類（檸檬、柳丁、香吉士、葡萄柚、文旦）。

▼若是當季的水果不用禁，可以自己挑，但量要控制。

夏季水果禁西瓜、荔枝、芒果。

豆製品：

豆干、豆漿、毛豆、臭豆腐、油豆腐、麵腸、百頁豆腐、豆腐、花豆、黑豆、皇帝豆。

▼豆類製品，因部分黃豆都是基因改造的，或加工過程添加防腐劑，不宜食。最好是吃天然、非基因改造的豆腐，一周吃二次。

澱粉類：

米粉、冬粉、麵線、油飯、粽子、餅乾、粿類、麻糬、麵、麵包、蘿蔔糕、碗粿、鍋貼、水餃、蛋糕、饅頭、包子、蛋餅、漢堡。

▼澱粉類大多為修飾澱粉，麵包則含有泡打粉，皆含有重金屬，不宜食。

其它：

含糖製品、冰品、飲料、咖啡、炸物、葷素料加工品、丸子、紅毛苔、海苔、香腸、火鍋、巧克力、麻油、苦茶油、亞麻仁籽、芥花油。

▼苦茶油、亞麻仁籽油、芥花油等油，除非來源純正，化驗過，否則加工過程，添加物不明，皆不宜食。

醃漬品：

梅子、泡菜、蘿蔔乾、梅乾菜、豆豉、醬菜、豆腐乳、甘樹子、鹹鴨蛋、皮蛋、醋。

所有堅果類和五穀類。

葷食：

牛、羊、雞、鴨、鵝、豬、魚、蝦、蟹、蚌、蛤、蚵。

▼葷食不宜，主要是動物受到環境污染、科學養殖、注射生長激素等因素，體內重金屬過多，人體食入後容易致癌。

▼**提醒：**

- 牛蒡、黑木耳、菠菜不可以同一天吃，牛蒡及黑木耳不要一起滷喔！若每天有吃黑木耳者，可於星期六日停吃黑木耳，改牛蒡或菠菜。
- 菠菜與豆腐、豆包不能一起煮，不要同一天吃。
- 感冒時，所有水果都要先暫停吃。
- 飯菜比例，一碗飯配一碗菜，或二碗飯配一・五碗菜。
- 每種配菜，最好在一周內輪流吃到，營養才會均衡。
- 口罩應四小時更換一次。
- 以上食物單，最少吃三個月。

第三章　食物重健

身體重整的見證分享

以下採訪見證者，由編輯部整理

肺腺癌轉移骨骼腦部　溫玉雪（六十一歲）

我是肺腺癌末期，第四期，二〇一四年三月我身體不舒服，去醫院檢查，發現我得了肺腺癌，我非常難過，一直哭，一直哭，想到我要離開我的孩子，我不想治療。四月五日我又掛急診了，以為自己快要離開人世了，很難過。新店慈濟醫院胸腔內科的吳耀光主任希望我可以勇敢接受治療，他說：「妳只需要按時吞一顆小小的藥，吃了也不會掉頭髮，痊癒率有六成，為什麼不嘗試？」我雖然很難過，但有一點心動。等做完核磁共振及斷層掃描後，斷定我的癌細胞確實擴散了，老公及孩子們都希望我去做放射治療，但我不願意，一直哭，孩子們一直勸我治療，三女兒生我的氣，也在哭。

當時，慈濟醫院放射腫瘤科的常佑康醫師正在等我做放射治療。我本來不想治療，心裏很排斥，想到我要跟我的七個孩子分開，我就很難過。後來，常醫師跟我說：「妳不治療，我也不逼妳，但是妳可以告訴我，為什麼不想治療嗎？」我說：「我之前照顧我的公公婆婆，也是肺癌，我知道很累，我不想讓我的孩子也這麼辛苦。」常醫師聽我說完，告訴我：「妳要對現在的醫學有信心，妳是有福報的人，忘掉公公婆婆那一段，過去與現在的科學不能比，不要活在那個世代。很多人一聽到自己罹癌，都是被嚇死的，不是病死的。妳是一個好媽媽，有孩子陪妳、孝順妳，妳很幸福，但是妳太自私了，妳只顧自己的想法，都沒考慮孩子們的想法，這是孩子們的責任，妳竟然不給孩子們種福田？」聽完後，我彷彿突然被喚醒了。

後來，我請我老公帶我去花蓮精舍，看我一直敬仰的師父。我最感動的是，全部的師父都在朝會為我誦經，一群人回向給我，我真的很有福報。證嚴法師過來拍我的肩說：「不要絕望，我們等妳回來做慈濟。」還幫我掛了一串佛珠。

我妹妹也在慈濟，經一位罹患直腸癌的師姊的引薦，她也是給張醫師看，問我要不要去試試，我說好，她就幫我掛號，但要等一年半之後，我想，再拖下去，我的命就沒了。後來精舍裏有位師父把位子讓給我。二〇一四年七月三日我第一次見到張醫師，一直哭，她問我：「為何放棄？不治療。」我說：「我很難過。之前我的公公婆婆也是肺癌，照顧他們，我已筋疲力盡，我不想讓這份苦，加在我的孩子身上。」張醫師告訴我：「不要絕望。」牽著我的手說：「我們一起來努力，讓奇蹟出現。」

看完張醫師，第一天回去，看到張醫師開的食物單，要我吃蒜頭，我就買來吃，吃到嘴巴都破了，我很難過，告訴老公，我沒有辦法再撐下去了。那時，一點力氣也沒有，吃了又覺得噁心，吃不下，我跟老公說：「我可以不吃嗎？」老公說：「那就先停吧。」當我停了，內心又不安，心想，張醫師說：「讓我們一起努力，讓奇蹟出現。」我就打電話去台中分會問，她們說：「嘴巴破了，就先暫停，等好了再吃。」我就盡量配合，把蒜包在飯裏吃，就不反胃了，一直吃到現在，到今年，一年多了，我感覺很幸運，每一次去檢查，報告出來都沒有癌細胞了，我很開心。

我的病能夠好轉要謝謝三位醫師，在經過慈濟醫院吳耀光主任及常佑康醫師他們二位專業醫師的雙管齊下，後來又碰到張醫師的食物療法，讓我漸漸恢復體力，重回健康。二〇一五年九月我又回慈濟醫院複診，報告出來，都正常了。我想奇蹟是真的出現了。

在此，我要特別感謝張醫師，我這輩子嫁入我老公家，煮了快四十年的飯，都是為家人、為孩子，買菜也是買老公、孩子愛吃的菜，從來都沒有為自己買過喜歡吃的菜。張醫師為我準備好菜單，就像是我的媽媽一樣照顧我，讓我很感動。感恩張醫師！

血糖高　游村憲（五十七歲）

我是二〇一四年六月發現血糖高，八月五日第一次見到張醫師，她幫我把脈，她的手放在我的脈上，然後就開始，一邊擦眼淚，一邊擤鼻涕，我心想：難道我得了不治之症嗎？原來，是因為，當時下午一點三十分會放祈禱歌，又因為七月底，高雄氣爆死傷人數很多，張醫師一想到，就掉淚了。所以我認為她是很慈悲的。

我曾開過刀，五十年前，得了盲腸炎，我幾乎半個世紀，胃腸都不好，開刀後，有後遺症，長期的腹瀉。後來我有狹心症，我父親四十九歲也有狹心症。日本時代，我父親在市場工作，非常注重吃，認為吃的下才是自己的，當時，烏魚一簍有十至二十條，量很多，長期吃下來，一定高膽固醇、高蛋白囤積。

我之前在越南做生意，素食，不抽煙，也不喝酒，但天天吃優酪乳，當時很便宜，一罐才四元台幣，因為貪便宜，請客人吃，後來三酸甘油脂升高，十年了，一直降不下來。後來經過張醫師把脈，吃了她開的食物單，第三天大便就正常了，也不腹瀉了。三個月之後，去驗三酸甘油脂從二三七降到一三七。這三個月勝過三年。我非常感恩張醫師。

我發現張醫師是「西方醫學世界的未來。」她知道，怎麼吃才對，在植物中，可以找到我們需要的營養，唯有吃對，才能造好的血。吃對了，身體就沒有問題。多吃也不行，少吃也不行，我們的人體就像一部車，該加多少油，容器就這麼大，加滿了，就可以了，多了就溢出來了。我們吃東西也是，要剛剛好，要吃對。以前我跑百米，永遠都是最後一名，跑五百公尺就喘，心臟負荷不了，因為從小吃太多油脂。現在可以跑一千二百公尺了。照著張醫師的食物單吃，我恢復了體力與健康。

三高（高血壓、高血糖、高血脂） 王傳亮（五十九歲）

我的問題是三高，高血壓、高血糖、高血脂，都到警戒線，去看醫生，醫生開的藥，我吃了會便秘，長期便秘，很不舒服。後來慈濟的香樺師姊就安排我給張醫師看，她幫我把脈，知道我的問題，我就照她開的食物單來吃，一開始降很快。但是因為我工作的關係，需要應酬，她一看我大腿、屁股就知道我胖了，多吃了。還有我吃東西的習慣，都要吃完，是從小的家教，受父母親影響，要節儉，所以不能剩，長時間下來，就容易胖。我最高曾胖到一百公斤，現在八十五公斤，瘦下來了。

我跟張醫師同年，她是活的見證，像我女兒，外型、氣色都好，我年輕，她看起來比我還年輕。我最感念張醫師的是，她不會疾言令色，她會點化你，因為她沒有太多的時間詳細跟你解釋，後面還有很多病人要看，她只說重點，我就照著吃。

我們家現在全家都吃素了，小孩從美國回來，也一起吃素。現在即使出去吃素食，也會自己帶糙米。坦白說，按照張醫師的食物單，準備食材，有點困難，每天要準備，買太多也不行，三天就壞了，食材不好買。

現在即使外食，我八十至九十％都照張醫師的食物單吃，以素食為主。我在學校裏，也會經常跟我們的老師分享吃素的好處。學校裏的營養午餐，我們也會檢驗，希望讓全校師生都吃得健康。要學生全部吃素，不太容易。年輕的孩子，身體好，沒辦法體會。但我們會盡量提倡。

乳腺增生　洪麗蕙（七十二歲）

我是慈濟志工，原來最早乳腺增生四公分，醫生說癌變，後來照張醫師的食物單吃，縮小至〇・二公分，覺得不可思議，國泰醫生說，拍下來，給張醫師看。現在健康沒有問題了。我今年七十二歲，不捨得張醫師這麼累，所以我請她繼續讓我當義工，幫助需要的患者。

我的師兄是公務人員，我們願意一起做見證，我們二位同修，二人加起來，有一四〇幾歲。吃素不容易，過年家人聚會，或隨團出國，我們還是吃素，看人家吃山珍海味，只有我們兩個吃素，但我們很堅持。師兄本身是B肝，本以為遺傳無藥可救，其實偏方很多，他是在台中醫院治療，每半年去檢驗，有纖維化、干擾素療程，後來照張醫師的食物單吃素，B肝病毒完全沒有了。體重從八十公斤下降至七十幾公斤。很多人愛熬夜，沒運動，致死率很高，肝硬化，等發現了，大概就不行了。生病了，一定要相信，長期吃素，絕對會改善。

皮膚紅腫 賈玉華（五十六歲）

二〇一五年，過年前，某個周日的晚上，我正在家裏很輕鬆、很悠閒寫意的泡茶、看書，把握寧靜時光，不料，臉上漸漸發癢，起自毛細孔，愈癢愈想抓，於是我去照了鏡子，嚇了一大跳，突然發紅、發腫，很癢。之前從未發生過，五十六歲第一次，我就拍下來，第二天早上，更嚴重，眼睛紅腫，不能睜開，但還是勉強去上班開會，同事也嚇一跳，催我趕快去看醫生，我當天就去榮總抽血，檢驗報告正常，西醫查不出來。一個月，發作二次，只能靠噴植物天然化妝水紓解，沒有擦任何藥物，但我心裏很害怕，像似體內的炸彈，隨時會引爆，我在大愛台工作，自己有異狀，也怕出門上班，問題沒有解決。

後來經大愛台同仁介紹，去見張醫師，有此因緣，來到台中，第一次給張醫師把脈。她問我：「妳在做什麼工作？不能再晚睡喔。」因為工作的關係，我需要做大愛台晚間八點檔「大愛劇場」的劇本審查，習慣晚上看，晚睡習以為常。但張醫師清楚告知，我的病況，是脾臟得不到休息，該睡的時候沒睡。規定我每天晚上十點半就要睡覺。然後開食物單給我。

一開始，看到張醫師開給我的食物單，跟我們平常的飲食習慣差異很大，但是我當晚馬上就去棉花田買齊所有食物，第二天開始實施，每天拎便當去辦公室吃，連吃二天，我竟然大吐。後來第三天以後，就不吐了。這是初期的身體反應。我希望照著張醫師的食物單來吃，找到方法，把事情變簡單、變成長期輕鬆的工作。

於是我每天晚上認真準備蔬菜、水果等食物，依照份量洗切，還是每天拎著便當去辦公室吃。整整維持三個月，早餐吃麥片、水果，午餐及晚餐吃糙米、水果，飯水分離，每天喝水量2000至2500cc，很乖。第二次回診，再也沒有發作，體重從五十六公斤降到五十公斤，新陳代謝正常，恢復健康輕鬆。七月初回診，張醫師說，我可以畢業了，我很高興。

回到台北，同仁看到我，也為我高興，但是問我：「妳既然好了，為何還拎著便當來上班？」我說：「我知道了對的方式，回不去了。」幾個月以來，我進步了，我就要一直保持良好的飲食習慣，因為我感受到好處了，不願意放棄。以前工作經常會精神不濟、力有未逮，現在我的頭腦比以前更清晰，不容易累，這是意外的收穫。從今以後，我會更加愛惜生命，衷心感謝張醫師，及人醫會的師兄師姊們。

顫抖症　余偲帆（二十九歲）

第一次張醫師看到我，看到我的手會顫抖，問我：「有沒有看醫生？」我去醫院檢查，先吃藥控制住，我心裏想：「有辦法根治嗎？」醫院的醫生說：「只能藥物控制，不能根治。」後來，醫生給的藥量加重，我很不安。後來給張醫師看，照張醫師開的食物單吃，這些菜，以前都不是我愛吃的。張醫師說：「不要擔心，能吃就吃，每樣菜都有關連性，一步一步的吃，就會改善。」我從來沒想到自己會吃素，為了自己的身體及將來，我就照著吃。後來，我發現我的精神狀態及體力，比以前好很多。第二次療程，加上運動，加上食物單飲食，對我很有幫助，我的身體變強壯了，菜單不難，但是要持之以恆，感恩上人，感謝得到張醫師的幫助。

余偲帆的母親：

感恩張醫師，她是我心中的支持，若沒有張醫師，我不能站在這裏與偲帆一起見證。我心想：我的兒子這麼年輕，就要靠醫藥一輩子嗎？碰到張醫師之後，照她開的食物單吃。第一次的菜單，這些菜都是偲帆不喜歡吃的。但是我跟偲帆說：「我們要有信心，沒關係，媽媽陪著你一起吃，要怎麼煮，少鹽少油，要怎麼吃，慢慢吃。一定會好。」感謝張醫師，感謝上人，感謝慈濟，有此因緣，因緣俱足，我們才能接受治療。

C型肝炎　湯吉美（六十二歲）

自從接觸張醫師以來，照張醫師開給我的食物單來飲食，我的病痛改善非常多。很感恩常駐師父很積極的幫我報名，聯絡上，第一次跟張醫師見面，她說：「妳氣管不好。」我聽了自己也嚇一跳，這麼厲害，看出我氣管不好，其實，那時我五臟六腑都不好，因為我打了二十四劑的干擾素，那時，我身體的狀況真的很不好，說話人家都聽不清楚，但是三個月之後，精舍的師父、師兄、師姊接到我的電話都說：「哇！妳的聲音聽起來，元氣很好。」我自己也覺得聲音比較清爽了。以前，我笑自己是轉老人聲。

我非常感恩，今天有這樣的成果，讓自己真的身心健康，很開心。看到很多法語也很開心：

佈施時間是精進
佈施財富是福德
佈施毅力是智慧

看了這幾句話，講得真棒，真的得到很多的法喜。不只是身體健康，真的是身心靈都健康。所以從二〇一四年七月底來過之後，三四個月以來，就照張醫師開的食物單吃，藥也吃得比較少了，但該檢驗的時間，我還是照時間去做，一直都在進步改善中。

張醫師說：「妳真的好棒！妳真的很堅持。堅持才有辦法這樣好得快。表示妳跟我有緣，而且妳對這些東西，有認同。當妳認同時，吃得就沒有負擔，妳剛開始來，說什麼我都聽不清楚，現在妳講得很清楚了。我幫妳把脈，一切正常，妳可以畢業了。」

我挑了一個禮物，游師兄準備的，上面寫著：「時時好心，就是時時好日。」所以，我今天是抱著滿滿的感恩的心過來的，可以畢業，真是太高興了。

胰臟癌轉移肝癌及大腸癌　方慈昱（六十一歲）

張醫師是幫我身體的重生，上人是幫我慧命的重生。真的很感恩。我是胰臟癌轉移肝癌及大腸癌。以前我對吃非常講究，就是所謂的老饕。三十幾年前，我就是愛吃，哪裏有好吃的，我就會跑去。日本有好吃的，我就跑去日本。因為吃，所以就吃出了我的胰臟腫瘤，又生在胰臟頭，最靠近大動脈，是最危險的地方，也是考驗我人生的一個機會。

醫生說，我必須要把十二指腸、膽跟胰臟部份切除，在內科中，這是最大的刀，這個醫療工程很大，費了十六個小時，手術才完成。然後，我又開始電療跟化療，隔了一年，又發現擴散到肝跟大腸，我又開始化療六個療程，在化療中，走到第五個療程裏，剛好在中正區，碰到美英師姊，她跟我說，台中有一位張醫師，她的食物單，對癌症患者身體很有幫助，對吃的東西，我非常相信，因為我自己就是吃出病來的，所以我相信，我也能吃出健康。

所以我很有信心的來到張醫師這裏，看到這些菜，應該對身體不會有害，我就照這樣吃了三個月。當我第二次回診，張醫師說：「妳有進步喔。」我就繼續吃，二〇一四年二月我第一次看張醫師，到二〇一五年一月，還未滿一年，張醫師說我可以畢業了。我這麼大的病，而且還擴散，能夠堅持十一個月照張醫師的食物單吃，我的癌細胞已經控制得非常好了。我問自己：「我是要吃飽？還是要吃好？還是要吃健康的？」我想想，我是要吃健康的。

所以從見到張醫師起，我吃東西，都選擇健康的。因為我們的肚子有限，胃有限，所以我選擇的東西，都要是對身體有幫助的才吃。因此，張醫師的食物單，對我幫助很大。我非常感恩。

異位性皮膚炎　詹淨雅（十四歲）

詹淨雅的母親：

淨雅現在是豐東國中二年級，去年發病，不是遺傳，中西醫都看過了，沒有效。青春期發病，無法睡，很癢想抓，後來都抓破了，身體也有，很嚴重。醫生開類固醇的藥，她就一直胖，胖到六十一公斤，當時身高一六三公分。現在五十二公斤，一七一公分。

後來去看了張醫師，張醫師一把脈，發現脾臟出問題，就開食物單，我們回去，就照著吃，一開始，孩子有情緒反彈，因為身體不舒服，就會煩躁，晚上更嚴重，不能睡。本來會貪吃，後來就不會了，因為她自己也看到皮膚轉好了，就開始有信心。食材的準備上，不會麻煩，因為我們家從小就吃素，很容易入門，只是我每天早上五點半就要起床，準備早餐，確實是有點難度。我們是這樣熬過來了。非常感恩張醫師。

糖尿病引發急性腎衰竭洗腎　張耀銳（七十八歲）

我是二十八年次，住在后里，我是做盆景修剪工作的。四十歲，糖尿病，十幾年了，後來引發急性腎衰竭，前後住院三、四次了。是二〇一四年十月一日第一次洗腎，二〇一五年三月第一次去看張醫師，是游師兄介紹。

有一次游師兄來我們家看我，跟我說，可以安排去給張醫師看，勸我要吃素。但是那時候，我還沒吃素，一直想去，但是不敢去。所以去看張醫師之前的半個月開始，我開始蔬食，家中的人也跟著吃，然後開始調配，後來去看了張醫師，張醫師幫我把脈，然後開食物單給我，叫我要照著吃，就會漸漸好起來。

我非常信任張醫師，她開的食物單，我都照著吃，沒有偷吃葷食，按照她的規定，後來有進步。我去看了三次。我決心要吃素，所以不會馬馬虎虎。張醫師的食物單，準備起來，有一點難度，有些不是季節性的蔬菜，買不到。後來張醫師又增加了二十四種蔬菜給我，我太太會去豐原市場找，有些菜很貴，但是為了健康，還是買來吃。

我的糖尿病是家族遺傳，我爸爸媽媽都有糖尿病，兄弟也都有糖尿病。我從小愛吃糖，糖太甜，對身體不好。我的孩子很聽話，他們知道糖尿病很痛苦，在飲食上很自律，也很節制。我們家人吃素，有一半。小孩要全部吃素，有一點困難，但是我們盡量都多吃青菜，避免吃甜份高的食物。非常謝謝張醫師，我的檢驗報告出來，進步很多，都是張醫師的幫忙，很感恩。

甲狀腺結節　邱秀貞（五十五歲）

我今年五十五歲，原來在金融界上班，現在已經退休。我對我的人生有規畫跟安排。當我準備退休時，金錢方面沒有負擔，我跟父親商量了，他很尊重我，他說：「妳想做就去做，如果妳的人生帶著遺憾走，我擔不起。爸爸祝福妳。」在家人的支持與同意下，我正式退休了。轉而全心在慈濟付出，希望對社會奉獻。

得甲狀腺結節，是二年前發現的，後來去醫院追蹤，原來〇・六公分，一年就長大到〇・九公分，我去做了穿刺檢查，還好是良性的，持續追蹤，維持沒有變大。經過慈濟師姊的介紹，直到二〇一四年十二月十八日，我第一次去見張醫師，那時體重四一・五公斤。由於慈濟的社區歲末祝福發放，那時候很忙，沒有認真照張醫師的食物單吃，後來抽血、照超音波，都沒有改善。

二〇一五年三月五日第二次去看張醫師，她一把脈，就說：「妳沒有認真吃喔。」張醫師要我早餐吃麥片、蛋白，但蛋黃不能吃，可是我丟不下手，還是吃了。張醫師說：「難怪！」她建議我如果捨不得丟棄食物，可以把蛋黃放在陽台給小鳥吃，現在每天都有小鳥來，這是另一種收穫。後來張醫師說：「妳去慈濟做活動，沒有照著吃，可以。但是回到家裏，就要繼續照著吃。如果妳沒有照著我的食物單吃，以後就不用來了。」

我為了能夠再去看張醫師，於是，我開始認真吃。我一直以來，有白帶困擾，量多，常潮濕，不舒服，即使用保潔墊，還是認為身體一定有問題。我後來決心照著張醫師指定的食物單吃，吃了一周，第五天，我的白帶問題就解決了，自此開始正常，而且乾爽。我之前看過很多中醫，但都不曾根治，我才吃張醫師的食物單一周，就見效。本來以為只是看甲狀腺的問題，沒想到，白帶的問題優先解決，這是我最滿意的，我開始很有信心。

第二次去看張醫師之後，我又嚇一跳了，體重降至三十八公斤，我很害怕，打去問慈濟師姊，她們說這是好的，因為體內不好的東西排出來了。雖然瘦了，但是我的氣色比以前好很多。直到我再去醫院抽血、照超音波，我的甲狀腺結節，竟然從〇・九公分變成〇・六五公分，三個月就縮小了，很不容易，抽血的T4，也進步很多，從二・八降到一・八。醫院的新陳代謝科醫生說我進步了，而且沒有開藥給我吃。

第三次再去看張醫師，我就把報告帶去。她先幫我把脈，還沒看報告，一把脈，她就說：「妳改善很多了。」我想我的病，是壓力造成的。我後來都照張醫師的食物單吃。張醫師的食物單讓我學到，吃對食物，還要吃對份量，過與不及，都不好。我自己也畫畫，也理解要畫出一幅美好的畫，也是要用對顏料、用對色彩，在調色盤上用心，同理可證。因此我心裏由衷的感謝張醫師。

乾癬　徐煒能（六十三歲）

我是做水電的，打零工。長期有皮膚乾癬問題，之前什麼醫生都看，從西醫到中醫，從花蓮到台北、桃園長庚醫院，都去看過，有的有改善，但後來復發更嚴重，一旦發起來，會很多也很癢。西醫說，我的免疫系統太強，可以試打一種新藥，不用我出錢，我後來沒有去打，是因為醫生說，可能要終生打，我一聽，就沒去了，即使有人要幫我出錢。剛好在那時候，聽說了張醫師。

我原來在靜思堂的任務是負責接送，當時有一批師姊從花蓮來，要去給張醫師看，在等待的時候，我請問團隊的師姊，是否有可能安排我給張醫師看，師姊沒有允諾，後來因為剛好有二位師姊沒來，就在快結束前，有空缺，師姊就安排我去掛號給張醫師看，那是二〇一四年五月一日。

第一次給張醫師看，依照張醫師開的食物單吃，雖然沒有很認真吃，可已有改善，只是沒有現在這麼好。當時沒認真吃，是因為有朋友一直介紹推薦「糙米酵素」，聽說吃了很有效，有一位師兄自己在做，送我二瓶，我放了很久都沒吃，直到有一天又發起蕁麻疹，全身都是，很多也很癢，我就想試吃看看，一天吃150cc，我吃了500cc，後來壓下來了，雖然蕁麻疹好了些，但是牛皮癬卻發起來了，發的更糟糕。過了幾天，六月九日剛好是我要回診去給張醫師看的時間，我就把糙米酵素拿去給她看，她說：「吃這個會更嚴重，不可能會好。別人可以吃，但是你就是不能吃。」並且告訴我：「酵素跟酒，你這一生都不能碰，而且要嚴格執行。」後來，我就照張醫師開的食物單吃了三、四天，很快好了至少八成，除了依照張醫師開的食物單吃，我還配合運動，嚴格吃、嚴格過，也早睡，十點前上床，效果很好。

有一次，不小心吃到菇類，那是一盤高麗菜炒香菇，我沒吃香菇，只吃高麗菜，沒想到還是發起來了。二〇一五年九月我帶朋友去看張醫師，張醫師說：「有放香菇的都不行，因為成分都在。」張醫師說，我最少要繼續嚴格照她開的食物單吃三年至五年。等全好了，才可以開放禁食。

我們家很早就開始吃素了，照張醫師開的食物單吃，準備這些菜，沒有困難，但是很麻煩，因為我們家有三位都給張醫師看，除了我、還有太太、女兒，每個人吃的食物都不一樣，菜色、水果的份量、順序都不同，大部分都是我太太在準備，雖然沒有困難，但其實有一點麻煩，因為每一個人的種類、數量都要分配好，有時候，我也會幫忙買。最近因為颱風，有些菜價格特別貴，還是要買來吃。

在去給張醫師看的前二年，我其實一直都給一位中醫師連續看了一年多，還是沒有好。後來我發現張醫師跟其他醫師有二個最大的差別，第一，張醫師會告訴我們，什麼能吃？什麼不能吃？第二，張醫師給我們吃的食物，三個月會化驗一次，檢查是否有問題？有問題就不能再吃了。

我覺得張醫師非常和藹可親，她要我買美國原裝進口的凡士林擦皮膚，但是因為太油，我就跟加拿大皮膚霜混著用，張醫師說：「不行。用凡士林就可以了。」我們其實並不清楚，但經過張醫師說明，依照張醫師指定專用的來擦，效果就出來了。我從二〇一四年六月九日開始，正式認真的照張醫師指定的食物單吃，現在，我的情況很好，沒有再復發了，衷心的感恩張醫師。

附表　食物重健菜單

一、十大癌症

1 肺癌（肺腺癌） 食物重健菜單 二〇一五年十一月一日起實施

※口罩四小時更換一次。以下食物單，最少吃三個月。

每日喝水量：一天共喝約2000cc（如果是肺積水患者，一天飲水量減至1000cc），

早晨空腹未刷牙前300cc，水溫45℃。

午晚餐飯水分離（早餐不用）：飯前一小時開始不喝水，飯後一小時再喝水，飯中不喝湯、水，其餘時間要注意飲水量，睡前三小時勿再飲水。

※以下主食皆可吃到飽（餐與餐中間餓時，再吃主食及配菜），餐後水果請依順序吃。

星期	一	二	三	四	五	六	日
早餐	**主食：**麥片（大燕麥片即沖即溶），以100℃熱開水燜泡約五分鐘即可食。 （加一小匙（咖啡匙）薑黃粉先與乾麥片拌勻再沖泡） ※有高血壓的患者及孕婦，不能吃薑黃粉。 **餐後水果：**①聖女小蕃茄三顆 ②無花果一顆 ③藍莓五顆 早上九點，新鮮白木耳加百合。煮法請見本書第一一三頁。（周一至周六吃，周日不吃）。						

午餐配菜

主食：胖的人吃糙米。瘦的人吃紫糙米二分之一，糙米二分之一（午、晚餐一樣）。

加二瓣生大蒜，一瓣約大拇指大小，切薄片，請用瓷刀切，才不會氧化，配飯吃。

皇宮菜、地瓜葉、紅鳳菜、水蓮菜。（一周吃三次）。其它季節菜，一周輪流吃。

- 皇宮菜、地瓜葉、秋葵
- 油菜（去花）、綠苦瓜
- 青江菜（＋薑）、大小黃瓜
- 綠花椰、紅鳳菜、水蓮菜
- 絲瓜、大陸妹、空心菜
- 洋蔥（紫）、皇宮菜、地瓜葉
- 長年菜（刈菜）、紅莧菜

餐後水果：
①火龍果六分之一顆（大）
②櫻桃三顆
③聖女小蕃茄三顆

晚餐配菜

- 豆包二片（醬滷八角）、紅鳳菜、水蓮菜
- 川七、葫瓜、豌豆苗
- 黑木耳（醬滷八角）、紅鳳菜、水蓮菜
- 長豆、小白菜、青椒
- 皇宮菜、地瓜葉、白莧菜
- 牛蒡（醬滷八角）、高麗菜、四季豆
- 菠菜、茄子、紅甜椒

加一瓣生大蒜，一瓣約大拇指大小，切薄片，請用瓷刀切，才不會氧化，配飯吃。

餐後水果：肺癌、肺腺癌患者，晚上不可以吃水果。

2 肝癌　食物重健菜單

二〇一五年十一月一日起實施

※口罩四小時更換一次。以下食物單，最少吃三個月。

每日喝水量：一天共喝約2000cc，早晨空腹未刷牙前300cc，水溫45℃。

午晚餐飯水分離（早餐不用）：飯前一小時開始不喝水，飯後一小時再喝水，飯中不喝湯、水，其餘時間要注意飲水量，睡前三小時勿再飲水。

※以下主食皆可吃到飽（餐與餐中間餓時，再吃主食及配菜），餐後水果請依順序吃。

<table>
<tr><th>星期</th><th>一</th><th>二</th><th>三</th><th>四</th><th>五</th><th>六</th><th>日</th></tr>
<tr><td rowspan="2">早餐</td><td colspan="7">主食：麥片（大燕麥片即沖即溶），以100℃熱開水燜泡約五分鐘即可食。
（加二分之一小匙（咖啡匙）無糖黑芝麻粉，直接放入口中食用即可。）
經醫師診斷，如果缺蛋白質，可吃一顆水煮蛋，只能吃蛋白，不能吃蛋黃。
（最多二顆）
餐後水果：①黃金果一顆（若當季沒有，可改百香果一顆）
②柳丁二分之一顆（若非季節，可改藍莓六顆）
③蘋果四分之一顆（去皮去籽）</td></tr>
<tr><td colspan="7">早上十點，喝亞培安素，可補充蛋白質。（所有癌症患者只要做化療、標靶或電療者都要補充。）</td></tr>
</table>

午餐配菜

主食：糙米二分之一，紫糙米二分之一。

請加半瓣生大蒜，一瓣約大拇指大小，切薄片，請用瓷刀切，才不會氧化，配飯吃。

芥蘭菜（＋薑）、菠菜、青椒、紅甜椒、茄子。（一周三次）

其它季節菜，一周輪流吃。

- 芥藍菜（＋薑）、菠菜、川七
- 茄子、油菜（去花）、綠苦瓜
- 青江菜（＋薑）、青椒、山蘇
- 綠花椰、秋葵、紅甜椒
- 山苦瓜、芥藍菜、荸薺
- 洋蔥（紫）、奶油白菜、南瓜
- 菠菜、紅莧菜、茄子

餐後水果：①蘋果四分之一顆（去皮去籽）②聖女小蕃茄三顆③芭樂四分之一顆（去皮去籽）

晚餐配菜

- 青椒、水蓮菜、皇宮菜
- 紅鳳菜、紅甜椒、豌豆苗
- 黑木耳（醬滷八角）、菠菜、地瓜葉
- 長豆、小白菜、青椒
- 茄子、白花椰菜、白莧菜
- 芥藍菜、高麗菜、四季豆
- 青江菜（＋薑）、茄子、紅甜椒

餐後水果：睡前二小時，吃一顆，綠色奇異果（去皮）；其它水果禁食。

3 大腸直腸癌 食物重健菜單 二〇一五年十一月一日起實施

※口罩四小時更換一次。以下食物單，最少吃三個月。

每日喝水量：一天共喝約2000cc，早晨空腹未刷牙前300cc，水溫45℃。

午晚餐飯水分離（早餐不用）：飯前一小時開始不喝水，飯後一小時再喝水，飯中不喝湯、水，其餘時間要注意飲水量，睡前三小時勿再飲水。

※以下主食皆可吃到飽（餐與餐中間餓時，再吃主食及配菜），餐後水果請依順序吃。

<table>
<tr><th>星期</th><th>一</th><th>二</th><th>三</th><th>四</th><th>五</th><th>六</th><th>日</th></tr>
<tr><td rowspan="2">早餐</td><td colspan="7">主食：麥片（大燕麥片即沖即溶），以100℃熱開水燜泡約五分鐘即可食。
餐後水果：
有便秘的患者：
①草莓一顆　②無花果一顆　③奇異果四分之一顆
沒有便秘的患者：
①藍莓六顆　②小蕃茄三顆　③火龍果（紅肉）八分之一顆</td></tr>
<tr><td colspan="7">早上九點，若餓了，可吃美國小薏仁（長得有點像小麥）以100℃熱開水燜泡約十分鐘即可食。</td></tr>
</table>

午餐配菜

主食：糙米三分之一，紫糙米三分之一，小麥三分之一，二顆芡實。（午、晚餐一樣）。

綠花椰、青江菜（＋薑）、豌豆苗、地瓜葉、秋葵。（一周三次）

其它季節菜，一周輪流吃。

便秘可多加：黑木耳、非基因改造的豆腐。

午餐配菜
芥藍菜（＋薑） 秋葵 地瓜葉
油菜（去花） 綠苦瓜 川七
青江菜（＋薑） 大小黃瓜 秋葵
綠花椰 豌豆苗 白苦瓜
山苦瓜 青江菜 （＋薑） 荸薺
洋蔥（紫） 奶油白菜 山蘇
菠菜 紅莧菜 豌豆苗

餐後水果：①櫻桃二顆

②芭樂六分之一顆（去皮去籽，因為籽不易消化，皮有農藥）

③酪梨八分之一（去皮，便秘者可沾蜂蜜吃。萬一不在當季，其他屬於季節性的水果，小顆一顆，大顆則六分之一或八分之一。或木瓜十分之一顆）

晚餐配菜

晚餐配菜
綠花椰 水蓮菜 皇宮菜
紅鳳菜 葫瓜 豌豆苗
黑木耳 （醬滷八角） 地瓜葉 南瓜
長豆 小白菜 青椒
紅白蘿蔔 （＋薑，醬滷八角） 白花椰菜 秋葵
綠花椰 高麗菜 地瓜葉
青江菜 （＋薑） 茄子 紅甜椒

餐後水果：睡前二小時，吃一顆，綠色奇異果（去皮）；其它水果禁食。

4 女性乳癌

食物重健菜單 二〇一五年十一月一日起實施

※口罩四小時更換一次。以下食物單，最少吃三個月。

每日喝水量：一天共喝約2000cc，早晨空腹未刷牙前300cc，水溫45℃。

午晚餐飯水分離（早餐不用）：飯前一小時開始不喝水，飯後一小時再喝水，飯中不喝湯、水，其餘時間要注意飲水量，睡前三小時勿再飲水。

※以下主食皆可吃到飽（餐與餐中間餓時，再吃主食及配菜），餐後水果請依順序吃。

星期	一	二	三	四	五	六	日
早餐	**主食**：麥片（大燕麥片即沖即溶），加秋薑黃粉，放一又二分之一湯匙（咖啡小湯匙），以100℃熱開水燜泡約五分鐘即可食。黑芝麻粉（無農藥、無糖），二分之一湯匙（咖啡小湯匙），直接放入口中食用，周一三五吃，周二四六停。 **餐後水果**：①蘋果四分之一顆（去皮去籽） ②藍莓十顆 ③聖女小蕃茄六顆						
	早上十點，喝亞培安素，可補充蛋白質。（所有癌症患者只要做化療、標靶或電療者都要補充。）						

午餐配菜

主食：糙米二分之一，紫糙米二分之一。（午、晚餐一樣）。

綠苦瓜、地瓜葉、佛手瓜、茄子、紅莧菜、芥蘭菜。（一周三次）

其它季節菜，一周輪流吃。

1	2	3	4	5	6	7
芥藍菜（＋薑） 茄子 紅莧菜	油菜（去花） 綠苦瓜 川七	青江菜（＋薑） 佛手瓜 紅莧菜	綠花椰 茄子 白苦瓜	山苦瓜 皇宮菜 芥藍菜	洋蔥（紫） 佛手瓜 奶油白菜	綠苦瓜 紅莧菜 秋葵

餐後水果：①梨子六分之一顆（去皮去籽）
②藍莓六顆
③覆盆子一顆（如果沒有，改聖女小蕃茄三顆）

下午二點，可以吃純黑糙米麩一湯匙（瓷湯匙），放入100℃，150cc的熱開水，攪拌即可食。

晚餐配菜

1	2	3	4	5	6	7
地瓜葉 水蓮菜 佛手瓜	紅鳳菜 葫瓜 豌豆苗	黑木耳（醬滷八角） 芥藍菜 地瓜葉	長豆 小白菜 綠苦瓜	紅白蘿蔔（＋薑，醬滷八角） 白花椰菜 白莧菜	地瓜葉 高麗菜 四季豆	菠菜 茄子 紅甜椒

餐後水果：前睡前二小時，吃一顆，綠色奇異果（去皮）；其它水果禁食。

5 口腔癌 食物重健菜單 二〇一五年十一月一日起實施

※口罩四小時更換一次。以下食物單，最少吃三個月。

每日喝水量：一天共喝約2000cc，早晨空腹未刷牙前300cc，水溫45℃。

午晚餐飯水分離（早餐不用）：飯前一小時開始不喝水，飯後一小時再喝水，飯中不喝湯、水，其餘時間要注意飲水量，睡前三小時勿再飲水。

※以下主食皆可吃到飽（餐與餐中間餓時，再吃主食及配菜），餐後水果請依順序吃。

星期	一	二	三	四	五	六	日
早餐	**主食：**麥片（大燕麥片即沖即溶），加黑豆水（不要豆子）。將黑豆以100℃熱開水煮開，黑豆呈現淡色時即可，去掉豆子，取出黑豆水沖泡麥片約五分鐘即可食，周一三五吃，周二四六停（改白開水）。 **餐後水果：**①無花果一顆（或枇杷二顆） ②聖女小蕃茄十顆 ③藍莓十顆						
	早上九點，吃黑木耳汁（150cc，無糖）。煮法：將手掌大的新鮮黑木耳洗淨，放入陶瓷碗內，用100℃，150cc的熱開水泡，用碟子蓋起來，五分鐘後，黑木耳連湯，一起吃掉。						

午餐配菜

主食：純紫糙米加二瓣大蒜（每一瓣約大拇指大小），一起煮。（午、晚餐一樣）。

※口腔癌不能吃雞蛋。患者多轉移到血液及骨髓，吃了會激發癌細胞增生，復發性高。

黑木耳（醬滷八角）、葫瓜、皇宮菜、水蓮菜、紅蘿蔔、紅鳳菜。（一周三次）

其它季節菜，一周輪流吃。

午餐配菜
芥藍菜 紅蘿蔔（＋薑，醬滷八角） 葫瓜
油菜（去花） 綠苦瓜 水蓮菜
青江菜 紅蘿蔔 皇宮菜
綠花椰 葫瓜 白苦瓜
山苦瓜 黑木耳（醬滷八角） 荸薺
洋蔥（紫） 奶油白菜 皇宮菜
黑木耳（醬滷八角） 紅莧菜 紅鳳菜

餐後水果：①木瓜二小塊（去皮去籽） ②酪梨二小塊（去皮）
③草莓一顆（若非當季，則改藍莓五顆或櫻桃二顆）

下午兩點半

點心：喝黑色紫糙米麩一湯匙（瓷湯匙），用100℃，150cc的熱開水泡。

水果：①香蕉二分之一根 ②香瓜六分之一顆（去皮去籽）

晚餐配菜

晚餐配菜
豆包二片（醬滷八角） 水蓮菜 皇宮菜
紅鳳菜 葫瓜 豌豆苗
黑木耳（醬滷八角） 珊瑚藻 地瓜葉
長豆 小白菜 青椒
紅白蘿蔔（＋薑，醬滷八角） 白花椰菜 白莧菜
牛蒡（醬滷八角） 高麗菜 四季豆
葫瓜 茄子 紅甜椒

餐後水果：晚上禁食水果。

6 前列腺癌　食物重健菜單

二〇一五年十一月一日起實施

※口罩四小時更換一次。以下食物單，最少吃三個月。

每日喝水量：一天共喝約2000cc，早晨空腹未刷牙前300cc。水溫45℃。

午晚餐飯水分離（早餐不用）：飯前一小時開始不喝水，飯後一小時再喝水，飯中不喝湯、水，其餘時間要注意飲水量，睡前三小時勿再飲水。

※以下主食皆可吃到飽（餐與餐中間餓時，再吃主食及配菜），餐後水果請依順序吃。

<table>
<tr><th>星期</th><th>一</th><th>二</th><th>三</th><th>四</th><th>五</th><th>六</th><th>日</th></tr>
<tr><td rowspan="2">早餐</td><td colspan="7">主食：麥片（大燕麥片即沖即溶），以100℃熱開水燜泡約五分鐘即可食。
〔加二分之一小匙（咖啡匙）薑黃粉先與乾麥片拌勻再沖泡。邊吃麥片，邊吃南瓜子八顆（無加調味料、烘培好的）〕
餐後水果：①聖女小蕃茄七顆
②酪梨二小塊（去皮）
③奇異果二分之一顆（去皮）</td></tr>
<tr><td colspan="7">早上九點，清蒸南瓜（去皮），大小約二個大拇指加起來，一周二次。
早上十點，喝亞培安素，可補充蛋白質。（所有癌症患者只要做化療、標靶或電療者都要補充。）</td></tr>
</table>

午餐配菜

主食：瘦的人吃糙米二分之一，紫糙米二分之一。胖的人吃糙米。

※配生蒜頭二瓣（一瓣約大拇指大小，若小顆，食三顆），切薄片，用瓷刀切，不要用不銹鋼刀切，容易氧化。（只中午吃，晚餐不吃大蒜）

菠菜、地瓜葉、紅莧菜（白莧菜）、A菜、茄子＋九層塔（川燙）、珊瑚藻。（一周吃三次）。其它季節菜，一周輪流吃。

配菜
芥藍菜（＋薑）、秋葵、A菜
油菜、菠菜、綠苦瓜
青江菜、紅莧菜、大小黃瓜
綠花椰、菠菜、白苦瓜、茄子＋九層塔
A菜、地瓜葉、荸薺
洋蔥（紫）、奶油白菜、珊瑚藻
長年菜（刈菜）、紅莧菜、珊瑚藻

餐後水果：①蘋果四分之一顆（去皮去籽）②芭樂四分之一顆（去皮去籽）③聖女小蕃茄八顆

下午二點半：

點心：吃黑木耳汁（150cc，無糖）。煮法：將手掌大的新鮮黑木耳洗淨，放入陶瓷碗內，用100℃、150cc的熱開水泡，用碟子蓋起來，五分鐘後，黑木耳連湯，一起吃掉。

晚餐配菜

配菜
地瓜葉、水蓮菜、皇宮菜
紅鳳菜、豌豆苗、茄子＋九層塔
黑木耳（醬滷八角）、珊瑚藻、地瓜葉
長豆、小白菜、青椒
紅白蘿蔔（＋薑，醬滷八角）、白花椰菜、白莧菜
牛蒡（醬滷八角）、高麗菜、四季豆
菠菜、茄子＋九層塔、紅甜椒、A菜

餐後水果：睡前二小時，吃一顆，綠色奇異果（去皮）；其它水果禁食。

7 胃癌　食物重健菜單　二〇一五年十一月一日起實施

※口罩四小時更換一次。以下食物單，最少吃三個月。

每日喝水量：一天共喝約2000cc，早晨空腹未刷牙前，300cc水溫45℃。

午晚餐飯水分離（早餐不用）：飯前一小時開始不喝水，飯後一小時再喝水，飯中不喝湯、水，其餘時間要注意飲水量，睡前三小時勿再飲水。

※以下主食皆可吃到飽（餐與餐中間餓時，再吃主食及配菜），餐後水果請依順序吃。

<table>
<tr><th>星期</th><th>一</th><th>二</th><th>三</th><th>四</th><th>五</th><th>六</th><th>日</th></tr>
<tr><td rowspan="2">早餐</td><td colspan="7">主食：麥片（大燕麥片即沖即溶），以100℃熱開水燜泡約五分鐘即可食。
（加水煮蛋，一顆。蛋黃不能吃，只吃蛋白。一周四次，周一至周四）
餐後水果：①藍莓六顆
②無花果一顆
③香蕉二分之一根</td></tr>
<tr><td colspan="7">早上九點，喝百合水，煮法：用小砂鍋放250cc的水，煮開，新鮮百合十大片放入燜十分鐘，百合與湯，一起喝掉。
早上十點，吃紫糙米麩一湯匙（瓷湯匙），無糖、無農藥、無化肥，150cc，100℃熱開水泡。</td></tr>
</table>

午餐配菜

主食：糙米三分之一，紫糙米三分之一，美國進口小薏仁（小麥）三分之一。（午、晚餐一樣）。

皇宮菜、秋葵、黑木耳（醬滷八角）、地瓜葉、水蓮菜、珊瑚藻、海帶（芽）。（一周三次）。其它季節菜，一周輪流吃。

午餐配菜
芥藍菜（＋薑）、秋葵、黑木耳
油菜（去花）、綠苦瓜、海帶（芽）
青江菜（＋薑）、大小黃瓜、皇宮菜
綠花椰、珊瑚藻、水蓮菜、秋葵
山苦瓜、茄子（僅中午吃）、海帶（芽）、黑木耳
洋蔥（紫）、奶油白菜、皇宮菜
長年菜（刈菜）、紅莧菜、地瓜葉

餐後水果：①火龍果八分之一顆（大）　②枇杷二顆　③木瓜二小塊（每塊十分之一顆）

下午二點半，依個人身體情況補充亞培安素一瓶。

晚餐配菜

晚餐配菜
豆包二片（醬滷八角）、水蓮菜、皇宮菜
紅鳳菜、葫瓜、豌豆苗、珊瑚藻
黑木耳、地瓜葉、白苦瓜
長豆、小白菜、青椒
紅白蘿蔔（＋薑，醬滷八角）、白花椰菜、地瓜葉
水蓮菜、高麗菜、四季豆、珊瑚藻
菠菜、海帶（芽）、紅甜椒、秋葵

餐後水果：睡前二小時，吃一顆，綠色奇異果（去皮）；其它水果禁食。

8 胰臟癌　食物重健菜單

二〇一五年十一月一日起實施

※口罩四小時更換一次。以下食物單，最少吃三個月。

每日喝水量：一天共喝約2000cc，早晨空腹未刷牙前300cc，水溫45℃。

午晚餐飯水分離（早餐不用）：飯前一小時開始不喝水，飯後一小時再喝水，飯中不喝湯、水，其餘時間要注意飲水量，睡前三小時勿再飲水。

※以下主食皆可吃到飽（餐與餐中間餓時，再吃主食及配菜），餐後水果請依順序吃。

星期	一	二	三	四	五	六	日
早餐	**主食：**麥片（大燕麥片即沖即溶），加秋薑黃粉一・五湯匙（咖啡小湯匙），以100℃熱開水燜泡約五分鐘即可食。 **餐後水果：**①百香果二分之一顆 ②桑椹八顆（若非當季，則換蘋果四分之一顆（去皮去籽）） ③金棗一顆（若非當季，則換火龍果八分之一顆（大）） ④芭樂四分之一顆（去皮去籽）						
	早上十點，喝亞培安素，可補充蛋白質。（所有癌症患者只要做化療、標靶或電療者都要補充。）						

午餐配菜	晚餐配菜
芥藍菜（＋薑）、秋葵、珊瑚藻	豆包二片（醬滷八角）、水蓮菜、皇宮菜
海帶（芽）、綠苦瓜、黑木耳	紅鳳菜、葫瓜、豌豆苗、珊瑚藻
青江菜（＋薑）、大小黃瓜、地瓜葉	黑木耳、地瓜葉、秋葵
海帶（芽）、皇宮菜、白苦瓜、地瓜葉	長豆、小白菜、青椒
山苦瓜、珊瑚藻、水蓮菜、黑木耳	紅白蘿蔔（＋薑，醬滷八角）、白花椰菜、白莧菜
洋蔥（紫）、奶油白菜、皇宮菜	牛蒡（醬滷八角）、高麗菜、四季豆
水蓮菜、紅莧菜、秋葵	菠菜、茄子、紅甜椒、海帶（芽）

主食：糙米（午、晚餐一樣）。

若是第二期或第三期患者，蒜頭切成泥，一口飯，一口菜，裹在菜裏吃。

皇宮菜、秋葵、黑木耳（醬滷八角）、地瓜葉、水蓮菜、珊瑚藻、海帶（芽）。（一周三次）。其它季節菜，一周輪流吃。

午餐 **餐後水果：**①火龍果八分之一顆（大）

②柿子四分之一顆（小顆四分之一，大顆五分之一）

（若非當季，則以蘋果四分之一顆取代）

③鳳梨二小塊（每塊二十分之一顆）

晚餐 **餐後水果：**睡前一小時，吃一顆，綠色奇異果（去皮）；其它水果禁食。

9 食道癌　食物重健菜單　二〇一五年十一月一日起實施

※口罩四小時更換一次。以下食物單，最少吃三個月。

每日喝水量：一天共喝約2000cc，早晨空腹未刷牙前300cc，水溫45℃。

午晚餐飯水分離（早餐不用）：飯前一小時開始不喝水，飯後一小時再喝水，飯中不喝湯、水，其餘時間要注意飲水量，睡前三小時勿再飲水。

※以下主食皆可吃到飽（餐與餐中間餓時，再吃主食及配菜），餐後水果請依順序吃。

星期	一	二	三	四	五	六	日
早餐	**主食：**麥片（大燕麥片即沖即溶），以100℃熱開水燜泡約五分鐘即可食。勿再添加其他任何東西。 **餐後水果：**①無花果一顆 ②藍莓十五顆 ③聖女小蕃茄三顆						
	早上十點，喝亞培安素，可補充蛋白質。（所有癌症患者只要做化療、標靶或電療者都要補充。）						

午餐配菜

主食：胖的人吃糙米（瘦的人，吃紫糙米二分之一，糙米二分之一）（午、晚餐一樣）。黑木耳（醬滷八角）、珊瑚藻、水蓮菜、紅莧菜、芥藍菜。（※食道癌患者，若有甲狀腺問題，不可吃珊瑚藻、海帶，可改成大陸妹、葫瓜。）（一周三次）其它季節菜，一周輪流吃。

午餐配菜
芥藍菜（+薑）、秋葵、黑木耳
油菜（去花）、綠苦瓜、紅莧菜
青江菜（+薑）、葫瓜、水蓮菜
綠花椰、大陸妹、白苦瓜、紅莧菜
山苦瓜、黑木耳、荸薺、水蓮菜
洋蔥（紫）、奶油白菜、芥藍菜
長年菜（刈菜）、紅莧菜、川七

餐後水果：①草莓一顆（若非當季，可以葡萄三顆取代）
②蘋果二分之一顆（去皮去籽）
③聖女小蕃茄三顆

晚餐配菜

晚餐配菜
葫瓜、水蓮菜、皇宮菜
紅鳳菜、葫瓜、豌豆苗、大陸妹
黑木耳、大陸妹、地瓜葉
長豆、小白菜、青椒、芥藍菜
紅白蘿蔔（+薑，醬滷八角）、白花椰菜、白莧菜
牛蒡（醬滷八角）、高麗菜、四季豆
菠菜、茄子、紅甜椒、葫瓜

餐後水果：睡前一小時，吃二分之一顆，綠色奇異果（去皮）；其它水果禁食。

10 子宮頸癌 食物重健菜單 二〇一五年十一月一日起實施

※口罩四小時更換一次。以下食物單，最少吃三個月。

每日喝水量：一天共喝約2000cc，早晨空腹未刷牙前300cc，水溫45℃。

午晚餐飯水分離（早餐不用）：飯前一小時開始不喝水，飯後一小時再喝水，飯中不喝湯、水，其餘時間要注意飲水量，睡前三小時勿再飲水。

※以下主食皆可吃到飽（餐與餐中間餓時，再吃主食及配菜），餐後水果請依順序吃。

星期	一	二	三	四	五	六	日
早餐	**主食：**麥片（大燕麥片即沖即溶），加秋薑黃粉，放一又二分之一湯匙（咖啡小湯匙），以100℃熱開水燜泡約五分鐘即可食。水煮蛋一顆，不吃蛋黃，只吃蛋白，周一至周四，一周吃四次。 **餐後水果：**①石榴三十顆（果肉內紅色小籽）（若非當季，改藍莓十顆） ②蘋果四分之一顆 ③香蕉二分之一根						
	早上十點，喝亞培安素，可補充蛋白質。（所有癌症患者只要做化療、標靶或電療者都要補充。）						

午餐配菜

主食：胖的人吃糙米，瘦的人吃紫糙米二分之一，糙米二分之一。（午、晚餐一樣）。
加秋薑黃粉一匙（咖啡匙），直接放在碗飯上食，第二碗不加，加一次即可。
扁豆、綠花椰菜、菠菜、地瓜葉、紅甜椒。（一周三次）
其它季節菜，一周輪流吃。

午餐配菜
芥藍菜（＋薑）、秋葵、綠花椰
油菜（去花）、綠苦瓜、扁豆
青江菜（＋薑）、大小黃瓜、紅甜椒
綠花椰、扁豆、白苦瓜
山苦瓜、菠菜、紅甜椒、地瓜葉
洋蔥（紫）、奶油白菜、四季豆
長年菜（刈菜）、紅莧菜、扁豆

餐後水果：①芭樂四分之一顆（去皮去籽）
②聖女小蕃茄六顆
③巨峰葡萄三顆（去皮去籽）

晚餐配菜

晚餐配菜
豆包二片（醬滷八角）、水蓮菜、皇宮菜
紅鳳菜、葫瓜、豌豆苗、綠花椰
黑木耳（醬滷八角）、地瓜葉、菠菜
長豆、小白菜、青椒
紅白蘿蔔（＋薑，醬滷八角）、白花椰菜、白莧菜
牛蒡（醬滷八角）、高麗菜、地瓜葉
菠菜、茄子、紅甜椒

餐後水果：睡前一小時，吃二分之一顆，綠色奇異果（去皮）；其它水果禁食。

二、其他疑難雜症

1 胃食道逆流、胃潰瘍　食物重健菜單　二〇一五年十一月一日起實施

※口罩四小時更換一次。以下食物單，最少吃三個月。

每日喝水量：一天共喝約2000cc，早晨空腹未刷牙前300cc，水溫45℃。

※切記：午晚餐飯水分離（早餐不用）：飯前一小時開始不喝水，飯後一小時再喝水，飯中不喝湯、水，其餘時間要注意飲水量，睡前三小時勿再飲水。

※以下主食皆可吃到飽（餐與餐中間餓時，再吃主食及配菜），餐後水果請依順序吃。

<table>
<tr><th>星期</th><th>一</th><th>二</th><th>三</th><th>四</th><th>五</th><th>六</th><th>日</th></tr>
<tr><td>早餐</td><td colspan="7">主食：麥片（大燕麥片即沖即溶），加秋薑黃粉，放三分之一湯匙（咖啡小湯匙），以100℃熱開水燜泡約五分鐘即可食。
餐後水果：①巨峰葡萄三顆（去皮去籽）
②藍莓十顆
③無花果一顆（若非季節，可以火龍果八分之一顆取代）</td></tr>
</table>

午餐配菜

主食：胖的人吃糙米。瘦的人吃紫糙米二分之一，糙米二分之一。（午、晚餐一樣）

秋葵、皇宮菜、紅鳳菜、黑木耳（醬滷八角）、珊瑚藻、芥藍菜。（一周三次）

其它季節菜，一周輪流吃。

午餐配菜	晚餐配菜
芥藍菜（＋薑） 秋葵 黑木耳	豆包二片（醬滷八角） 水蓮菜 皇宮菜
油菜（去花） 綠苦瓜 大小黃瓜	紅鳳菜 葫瓜 豌豆苗
青江菜（＋薑） 紅鳳菜 皇宮菜	黑木耳 地瓜葉 珊瑚藻
綠花椰 秋葵 白苦瓜 芥藍菜	長豆 小白菜 青椒
山苦瓜 珊瑚藻 荸薺 皇宮菜	紅白蘿蔔（＋薑，醬滷八角） 白花椰菜 白莧菜
洋蔥（紫） 奶油白菜 紅鳳菜	珊瑚藻 高麗菜 四季豆 芥藍菜
長年菜（刈菜） 紅莧菜 黑木耳	菠菜 茄子 紅甜椒 秋葵

餐後水果：①酪梨八分之一顆
②枇杷二顆（或榴槤一小條的二分之一，去皮去籽）
③藍莓十顆

榴槤吃一個月要停，因熱量太高。可換木瓜二塊（每塊十分之一顆）。

晚餐配菜

晚上禁食水果。

2 骨質疏鬆退化性關節炎（單一的）食物重健菜單 二〇一五年十一月一日起實施

※口罩四小時更換一次。以下食物單，最少吃三個月。

每日喝水量：冬天喝牛蒡水，三分之一條煮成湯，作為一天的水量（約2000cc），不吃牛蒡。
夏天喝蓮藕水，一截蓮藕煮成一天的水量（約2000cc），不吃蓮藕。

以上周一至周五喝，周六日停喝（可吃菠菜）。連續喝三個月。

午晚餐飯水分離（早餐不用）：飯前一小時開始不喝水，飯後一小時再喝水，飯中不喝湯、水，其餘時間要注意飲水量，睡前三小時勿再飲水。

※以下主食皆可吃到飽（餐與餐中間餓時，再吃主食及配菜），餐後水果請依順序吃。

<table>
<tr><th>星期</th><th>一</th><th>二</th><th>三</th><th>四</th><th>五</th><th>六</th><th>日</th></tr>
<tr><td rowspan="2">早餐</td><td colspan="7">主食：麥片（大燕麥片即沖即溶），加秋薑黃粉，放一湯匙（咖啡小湯匙），以100℃熱開水燜泡約五分鐘即可食。配腰果二顆及松子六顆（無調味料）。無糖芝麻粉二分之一湯匙（咖啡小湯匙）直接放入口中食用。全麥無糖麵包一片。
餐後水果：①芭樂二分之一顆（去皮去籽）
②蘋果二分之一顆（去皮去籽）
③巨峰葡萄三顆（去皮去籽）</td></tr>
<tr><td colspan="7">早上九點，吃紅豆粉一瓷匙，泡200cc，100℃熱開水。紅豆粉必須是非基因改造的。</td></tr>
</table>

午餐配菜

主食：胖的人吃糙米，瘦的人吃糙米二分之一，五穀米二分之一。（午、晚餐一樣）

芥藍菜、油菜（去花）、紅蘿蔔、海帶（芽）、茄子、川七。（一周三次）

其它季節菜，一周輪流吃。

- 芥藍菜（＋薑）、秋葵
- 油菜、綠苦瓜、紅蘿蔔
- 青江菜、大小黃瓜、茄子
- 綠花椰、川七、白苦瓜
- 山苦瓜、芥藍菜、海帶（芽）
- 洋蔥（紫）、奶油白菜、油菜
- 長年菜、紅莧菜、紅蘿蔔

餐後水果：①柿子四分之一顆（去皮）（若非當季，改藍莓十五顆）

②蘋果二分之一顆（去皮去籽）

③楊桃五分之一顆（去皮）

晚餐配菜

- 茄子、水蓮菜、皇宮菜、川七
- 紅鳳菜、葫瓜、豌豆苗、海帶（芽）
- 黑木耳（醬滷八角）、芥藍菜、地瓜葉
- 長豆、小白菜、青椒、油菜
- 紅蘿蔔（＋薑，醬滷八角）、白花椰菜、白莧菜
- 牛蒡（醬滷八角）、高麗菜、川七
- 菠菜、茄子、紅甜椒、海帶（芽）

餐後水果：睡前一小時，吃二分之一顆，綠色奇異果（去皮）；其它水果禁食。

3 高血壓（單一的）　食物重健菜單　二〇一五年十一月一日起實施

※口罩四小時更換一次。以下食物單，最少吃三個月。

每日喝水量：喝黑豆水，煮一天的量（約2000cc）。黑豆用米杯，裝半杯，水煮開，煮到黑豆的表皮變淺色的。黑豆不可吃。連續喝三個月。

午晚餐飯水分離（早餐不用）：飯前一小時開始不喝水，飯後一小時再喝水，飯中不喝湯、水，其餘時間要注意飲水量，睡前三小時勿再飲水。

※以下主食皆可吃到飽（餐與餐中間餓時，再吃主食及配菜），餐後水果請依順序吃。

星期	一	二	三	四	五	六	日
早餐	**主食：**麥片（大燕麥片即沖即溶），以100℃熱開水燜泡約五分鐘即可食。 全麥無糖饅頭二分之一個，中間夾蘿蔔嬰一小撮（約二十條）。 **餐後水果：**①聖女小蕃茄十顆 ②蘋果二分之一顆（去皮去籽） ③小黃瓜三分之一條（去皮去籽）						

午餐配菜	晚餐配菜
芥藍菜（+薑）、秋葵、冬瓜	山苦瓜、水蓮菜、皇宮菜
油菜（去花）、綠苦瓜、大陸妹	紅鳳菜、葫瓜、豌豆苗、青江菜
青江菜（+薑）、大小黃瓜、山苦瓜	黑木耳（醬滷八角）、秋葵、地瓜葉
綠花椰、大陸妹、白苦瓜	長豆、小白菜、青椒、芥藍菜
山苦瓜、冬瓜、荸薺	紅白蘿蔔（+薑，醬滷八角）、白花椰菜、白莧菜
洋蔥（紫）、奶油白菜、芥藍菜、大陸妹	牛蒡（醬滷八角）、高麗菜、四季豆
長年菜、紅莧菜、秋葵、冬瓜	菠菜、茄子、紅甜椒、青江菜

主食：胖的人吃糙米，瘦的人吃紫糙米二分之一，糙米二分之一（午、晚餐一樣）。

芥藍菜、青江菜、秋葵、大陸妹、冬瓜、山苦瓜。（一周三次）

其它季節菜，一周輪流吃。

餐後水果：①芭樂四分之一顆（去皮去籽）

②酪梨六分之一顆（去皮去籽）

③百香果一顆

晚上禁食水果。

4 異位性皮膚炎　食物重健菜單

二〇一五年十一月一日起實施

※口罩四小時更換一次。以下食物單，最少吃三個月。

每日喝水量：一天共喝約2000cc，早晨空腹未刷牙前300cc，水溫45℃。

午晚餐飯水分離（早餐不用）：飯前一小時開始不喝水，飯後一小時再喝水，飯中不喝湯、水，其餘時間要注意飲水量，睡前三小時勿再飲水。

※以下主食皆可吃到飽（餐與餐中間餓時，再吃主食及配菜），餐後水果請依順序吃。

星期	一	二	三	四	五	六	日
早餐	**主食：**麥片（無糖大燕麥片即沖即溶），加秋薑黃粉，放二分之一湯匙（咖啡小湯匙），以100℃熱開水燜泡約五分鐘即可食。 **餐後水果：**①火龍果八分之一顆（大） ②聖女小番茄五顆 ③梨子六分之一顆（去皮去籽）						
	早上九點，吃麻芛粉，一又二分之一瓷匙，300cc，100℃熱開水沖泡。						

午餐配菜

主食：胖的人吃糙米，瘦的人吃紫糙米二分之一，糙米二分之一（午、晚餐一樣）。
加秋薑黃粉一匙（咖啡匙），直接放在碗飯上食，第二碗不加，加一次即可。

禁食：秋葵、紅莧菜、紅鳳菜、菠菜、龍鬚菜、洋蔥（紫）、珊瑚藻、海帶（芽）、空心菜、茄子、九層塔、扁豆、南瓜、菇類、筍類。

- 芥藍菜（＋薑）　節瓜
- 油菜（去花）　綠苦瓜
- 青江菜（＋薑）　大小黃瓜
- 綠花椰　A菜　白苦瓜
- 山苦瓜　大陸妹　荸薺
- 綠苦瓜　奶油白菜　川七
- 長年菜　冬瓜　高山娃娃菜

餐後水果：①藍莓十顆
②聖女小蕃茄十顆
③蓮霧二分之一顆（去皮去籽）

晚餐配菜

- 豆包二片（醬滷八角）　水蓮菜　皇宮菜
- 葫瓜　豌豆苗　山蘇　白莧菜
- 黑木耳（醬滷八角）　地瓜葉　佛手瓜
- 長豆　小白菜　青椒
- 紅白蘿蔔（＋薑，醬滷八角）　白花椰菜
- 牛蒡（醬滷八角）　高麗菜　四季豆
- 絲瓜　紅甜椒　大白菜

餐後水果：睡前一小時，吃二分之一顆，綠色奇異果（去皮）；其它水果禁食。

5 子宮肌瘤　食物重健菜單　二〇一五年十一月一日起實施

※口罩四小時更換一次。以下食物單，最少吃三個月。

每日喝水量：一天共喝約2000cc，早晨空腹未刷牙前300cc，水溫45℃。

午晚餐飯水分離（早餐不用）：飯前一小時開始不喝水，飯後一小時再喝水，飯中不喝湯、水，其餘時間要注意飲水量，睡前三小時勿再飲水。

※以下主食皆可吃到飽（餐與餐中間餓時，再吃主食及配菜），餐後水果請依順序吃。

星期	一	二	三	四	五	六	日
早餐	**主食：**麥片（大燕麥片即沖即溶），加秋薑黃粉，放三分之一湯匙（咖啡小湯匙），以100℃熱開水燜泡約五分鐘即可食。 **餐後水果：**①石榴三十顆（紅色小籽）（若非當季，改藍莓十六顆） ②小番茄五顆 ③柳丁一顆						

午餐配菜			晚餐配菜	
主食：胖的人吃糙米，瘦的人吃紫糙米二分之一，糙米二分之一（午、晚餐一樣）。 青江菜、紅鳳菜、黑木耳、豆腐、節瓜、高麗菜。（一周三次） 香菇、毛豆、綠豆芽（有機、非基改的）、茄子。（一周二次）	青江菜 香菇	**餐後水果：**①水蜜桃二分之一顆 ②蘋果二分之一顆（去皮去籽） ③綠大棗一顆	紅鳳菜 毛豆	晚上禁食水果。
	紅鳳菜 綠豆芽		黑木耳 節瓜	
	青江菜 高麗菜		豆腐 茄子	
	黑木耳 毛豆		紅鳳菜 節瓜	
	豆腐 高麗菜		青江菜 香菇	
	黑木耳 綠豆芽		節瓜	
	豆腐 茄子		高麗菜	

6 甲狀腺癌　　食物重健菜單　二〇一五年十一月一日起實施

※口罩四小時更換一次。以下食物單，最少吃三個月。

每日喝水量：一天共喝約2000cc，早晨空腹未刷牙前300cc，水溫45℃。

午晚餐飯水分離（早餐不用）：飯前一小時開始不喝水，飯後一小時再喝水，飯中不喝湯、水，其餘時間要注意飲水量，睡前三小時勿再飲水。

※以下主食皆可吃到飽（餐與餐中間餓時，再吃主食及配菜），餐後水果請依順序吃。

星期	一	二	三	四	五	六	日
早餐	**主食**：麥片（大燕麥片即沖即溶），以100℃熱開水燜泡約五分鐘即可食。 水煮蛋一顆，只吃蛋白，不吃蛋黃。 **餐後水果**：①蘋果二分之一顆（去皮去籽） ②聖女小蕃茄八顆 ③酪梨五分之一顆（去皮去籽）（若非當季，改芭樂四分之一顆）						
	早上九點，喝豆漿200cc（非基改的黃豆）。						

午餐配菜

主食：胖的人吃糙米，瘦的人吃紫糙米三分之一，糙米三分之一，五穀米三分之一（午、晚餐一樣）。

芥藍菜、皇宮菜、水蓮菜、綠苦瓜、空心菜、葫瓜。（一周三次）

其它季節菜，一周輪流吃。

禁食：長豆、四季豆、南瓜、洋蔥（紫）、珊瑚藻、海帶（芽）、菇類、筍類。

午餐配菜	晚餐配菜
芥藍菜（＋薑）、秋葵、綠苦瓜	豆包二片（醬滷八角）、水蓮菜、皇宮菜
油菜（去花）、綠苦瓜、川七	紅鳳菜、葫瓜、豌豆苗
青江菜（＋薑）、皇宮菜、大小黃瓜	黑木耳（醬滷八角）、空心菜、地瓜葉
綠花椰、芥藍菜、白苦瓜	小白菜、青椒、水蓮菜
山苦瓜、皇宮菜、荸薺、空心菜	紅白蘿蔔（＋薑，醬滷八角）、葫瓜
奶油白菜、芥藍菜、白莧菜	葫瓜、高麗菜、綠苦瓜
長年菜、紅莧菜、水蓮菜、空心菜	菠菜、茄子、紅甜椒

午餐餐後水果：①聖女小蕃茄五顆 ②蘋果二分之一顆 ③梨子六分之一顆（去皮去籽）

晚餐配菜

餐後水果：睡前一小時，吃一顆，綠色奇異果（去皮）；其它水果禁食。

7 地中海型貧血　食物重健菜單　二〇一五年十一月一日起實施

※口罩四小時更換一次。以下食物單，最少吃三個月。

每日喝水量：蓮藕一截切片，加紅棗二顆，加黑棗二顆，加龍眼乾二顆，用砂鍋煮成一天的水量（約2000cc），連湯帶水喝，除了蓮藕不吃，其它都可吃。連續吃三個月。

午晚餐飯水分離（早餐不用）：飯前一小時開始不喝水，飯後一小時再喝水，飯中不喝湯、水，其餘時間要注意飲水量，睡前三小時勿再飲水。

※以下主食皆可吃到飽（餐與餐中間餓時，再吃主食及配菜），餐後水果請依順序吃。

星期	一	二	三	四	五	六	日
早餐	**主食：**麥片（大燕麥片即沖即溶），加秋薑黃粉，放三分之一湯匙（咖啡小湯匙），以100℃熱開水燜泡約五分鐘即可食。無糖芝麻粉，二分之一湯匙（咖啡小湯匙）直接放入口中食用。 **餐後水果：**①仙桃二分之一顆 ②榴槤一小條的二分之一（去皮去籽） ③巨峰葡萄八顆						
	早上九點，吃紅豆粉，二瓷匙，300cc，100℃熱開水沖泡。紅豆粉必須是熟的、非基改的。						

午餐配菜

主食：紫糙米三分之二，糙米三分之一（午、晚餐一樣）。

紅莧菜、紅鳳菜、地瓜葉、紅甜椒、紅蘿蔔、扁豆、紫高麗菜、珊瑚藻。（一周三次）

其它季節菜，一周輪流吃。

午餐配菜
芥藍菜（＋薑）、秋葵、紅莧菜
油菜（去花）、綠苦瓜、紅甜椒
青江菜（＋薑）、大小黃瓜、紅莧菜
綠花椰、珊瑚藻、白苦瓜、紅鳳菜
山苦瓜、扁豆、荸薺、地瓜葉
洋蔥（紫）、奶油白菜、紅鳳菜
長年菜、紅莧菜、地瓜葉、紫高麗菜

餐後水果：①蘋果一顆（台灣產的，中型，不要太大或太小）

②香蕉一根

③鳳梨十分之一顆

晚餐配菜

晚餐配菜
紅蘿蔔、水蓮菜、皇宮菜、扁豆
紅鳳菜、葫瓜、豌豆苗、紫高麗菜
黑木耳、地瓜葉、扁豆、珊瑚藻
長豆、小白菜、青椒、紅甜椒
紅蘿蔔（＋薑，醬滷八角）、白花椰菜、白莧菜
珊瑚藻、紫高麗菜、四季豆
菠菜、茄子、紅甜椒、紅蘿蔔

餐後水果：飯後吃二分之一顆綠色奇異果（去皮）；晚上禁食其它水果。

8 肌腺瘤　食物重健菜單　二〇一五年十一月一日起實施

※口罩四小時更換一次。以下食物單，最少吃三個月。

每日喝水量：一天共喝約2000cc，早晨空腹未刷牙前300cc，水溫45℃。

午晚餐飯水分離（早餐不用）：飯前一小時開始不喝水，飯後一小時再喝水，飯中不喝湯、水，其餘時間要注意飲水量，睡前三小時勿再飲水。

※以下主食皆可吃到飽（餐與餐中間餓時，再吃主食及配菜），餐後水果請依順序吃。

星期	一	二	三	四	五	六	日
早餐	主食：麥片（大燕麥片即沖即溶），加秋薑黃粉，放二分之一湯匙（咖啡小湯匙），以100℃熱開水燜泡約五分鐘即可食。水煮蛋，只吃蛋白，不吃蛋黃，周一三五吃。 餐後水果：①聖女小蕃茄八顆 ②芭樂四分之一顆（去皮去籽） ③百香果一顆						

午餐配菜

主食：胖的人吃糙米，瘦的人吃紫糙米二分之一，糙米二分之一。

※生蒜，約大拇指大小三瓣（小瓣，共九瓣），用瓷刀切成泥狀，生吃，配飯菜。不可放入菜中炒。（午、晚餐一樣）

綠花椰、豌豆苗、黑木耳（醬滷八角）、綠苦瓜、山苦瓜、白莧菜。（一周三次）

其它季節菜，一周輪流吃。

午餐配菜
芥藍菜（＋薑）、秋葵、黑木耳
油菜（去花）、綠苦瓜、白莧菜
青江菜（＋薑）、大小黃瓜、白莧菜
綠花椰、豌豆苗、白苦瓜
山苦瓜、黑木耳、荸薺
洋蔥（紫）、奶油白菜、綠苦瓜
長年菜、紅莧菜、綠花椰

餐後水果：①火龍果八分之一顆
②文旦八分之一（若非當季，以藍莓十顆取代）
③聖女小蕃茄十顆

晚餐配菜

晚餐配菜
綠花椰、水蓮菜、皇宮菜、山苦瓜
紅鳳菜、葫瓜、豌豆苗
黑木耳、地瓜葉、山苦瓜
長豆、小白菜、青椒、綠苦瓜
紅白蘿蔔（＋薑，醬滷八角）、白花椰菜、白莧菜
牛蒡（醬滷八角）、高麗菜、四季豆
菠菜、茄子、紅甜椒、豌豆苗

晚上禁食水果。

9 卵巢癌 食物重健菜單 二〇一五年十一月一日起實施

※口罩四小時更換一次。以下食物單，最少吃三個月。

每日喝水量：一天共喝約2000cc，早晨空腹未刷牙前300cc，水溫45℃。

午晚餐飯水分離（早餐不用）：飯前一小時開始不喝水，飯後一小時再喝水，飯中不喝湯、水，其餘時間要注意飲水量，睡前三小時勿再飲水。

※以下主食皆可吃到飽（餐與餐中間餓時，再吃主食及配菜），餐後水果請依順序吃。

星期	一	二	三	四	五	六	日
早餐	**主食：**麥片（大燕麥片即沖即溶），加秋薑黃粉，放二分之一湯匙（咖啡小湯匙），以100℃熱開水燜泡約五分鐘即可食。 **餐後水果：**①木瓜二小塊（每塊十分之一顆） ②巨峰葡萄三顆（去皮去籽） ③聖女小蕃茄六顆						
	早上十點，喝亞培安素，可補充蛋白質。（所有癌症患者只要做化療、標靶或電療者都要補充。）						

午餐配菜	晚餐配菜
主食：胖的人吃糙米，瘦的人吃紫糙米二分之一，糙米二分之一（午、晚餐一樣）。加秋薑黃粉一匙（咖啡匙），直接放在碗飯上食，第二碗不加，加一次即可。 珊瑚藻加香菜（二條）涼拌、高麗菜、絲瓜、芥藍菜、地瓜葉。（一周三次） 其它季節菜，一周輪流吃。	
芥藍菜（＋薑） 秋葵 高麗菜	珊瑚藻加香菜（涼拌） 水蓮菜 皇宮菜
油菜（去花） 綠苦瓜 珊瑚藻加香菜（涼拌）	紅鳳菜 葫瓜 豌豆苗 地瓜葉
青江菜（＋薑） 大小黃瓜 芥藍菜	黑木耳（醬滷八角） 地瓜葉 絲瓜
綠花椰 絲瓜 白苦瓜 高麗菜	長豆 小白菜 青椒
山苦瓜 珊瑚藻加香菜（涼拌） 荸薺	紅白蘿蔔（＋薑，醬滷八角） 白花椰菜 白莧菜
洋蔥（紫） 奶油白菜 芥藍菜	牛蒡（醬滷八角） 高麗菜 四季豆
長年菜（刈菜） 紅莧菜 絲瓜	菠菜 茄子 紅甜椒 地瓜葉
餐後水果：①桑椹六顆（若非當季，改芭樂四分之一顆） ②草莓一顆 ③蘋果二分之一顆（去皮去籽）	餐後水果：草莓一顆。

10 腎臟病、腎功能衰竭 食物重健菜單 二〇一五年十一月一日起實施

※口罩四小時更換一次。以下食物單，最少吃三個月。

每日喝水量：一天共喝約2000cc，早晨空腹未刷牙前300cc，水溫45℃。

午晚餐飯水分離（早餐不用）：飯前一小時開始不喝水，飯後一小時再喝水，飯中不喝湯、水，其餘時間要注意飲水量，睡前三小時勿再飲水。

※以下主食皆可吃到飽（餐與餐中間餓時，再吃主食及配菜），餐後水果請依順序吃。

<table>
<tr><th>星期</th><th>一</th><th>二</th><th>三</th><th>四</th><th>五</th><th>六</th><th>日</th></tr>
<tr><td rowspan="2">早餐</td><td colspan="7">主食：麥片（大燕麥片即沖即溶），加秋薑黃粉，放二湯匙（咖啡小湯匙），以100℃熱開水燜泡約五分鐘即可食。水煮蛋，只吃蛋白，不吃蛋黃，周一至周六，各一顆。
餐後水果：①蘋果二分之一顆（去皮去籽）
②聖女小蕃茄八顆
③百香果一顆
※禁止吃芭樂。</td></tr>
<tr><td colspan="7">早上十點，喝亞培安素，可補充蛋白質。（所有癌症患者只要做化療、標靶或電療者都要補充。）</td></tr>
</table>

午餐配菜

主食：白米三分之二，（胚芽米三分之一之二分之一，紫米三分之一之二分之一）。
禁止吃糙米。

※生蒜，約大拇指大小二瓣（小瓣，共六瓣），用瓷刀切成泥狀，生吃，配飯菜。不可放入菜中炒。（午、晚餐一樣）

季節菜一周輪流吃，每樣都要吃到。（※切記：所有的菜都要燙過。）

芥藍菜	（＋薑）	秋葵
油菜	（去花）	綠苦瓜
青江菜	（＋薑）	大小黃瓜
綠花椰	川七	白苦瓜
山苦瓜	山蘇	荸薺
洋蔥（紫）	奶油白菜	
長年菜	（刈菜）	紅莧菜

餐後水果：①聖女小蕃茄五顆

②巨峰葡萄三顆（去皮去籽）

③蘋果二分之一顆（去皮去籽）

※晚餐配菜不能同午餐，只能吃以下這些菜（註：所有菜都要燙過）

晚餐配菜

白花椰菜	葫瓜
高麗菜	白莧菜
葫瓜	白花椰菜
白莧菜	高麗菜
長豆	白苦瓜
四季豆	長豆
奶油白菜	小白菜

餐後水果：睡前一小時，吃一顆，綠色奇異果（去皮）；其它水果禁食。

自我健康備忘錄

自我健康備忘錄

國家圖書館出版品預行編目(CIP)資料

食物重健——上上醫的叮嚀.1／張燕著. -- 初版. -- 台北市：
華品文創, 2015.11
372面；17×23公分. --（上上醫系列；1）
ISBN 978-986-92185-4-2（平裝）

1.食療 2.健康飲食

418.91 104021500

上上醫系列 01

食物重健——上上醫的叮嚀 1

作者： 張燕
採訪整理： 編輯部
總經理： 王承惠
總編輯： 陳秋玲
財務長： 江美慧
印務統籌： 張傳財
美術設計： 不倒翁視覺創意工作室
出版者： 華品文創出版股份有限公司
地址： 100 台北市中正區重慶南路一段57號13樓之1
讀者服務專線： (02)2331-7103
讀者服務傳真： (02)2331-6735
E-mail： service.ccpc@msa.hinet.net
部落格： http://blog.udn.com/CCPC
總經銷： 大和書報圖書股份有限公司
地址： 242新北市新莊區五工五路2號
電話： (02)8990-2588
傳真： (02)2299-7900
印刷： 卡樂彩色製版印刷有限公司
初版七刷： 2018年9月
定價： 新台幣480元
ISBN： 978-986-92185-4-2

C h i n e s e C r e a t i o n